宁波华美医院百年档案

（卷一）

中国科学院大学宁波华美医院（宁波市第二医院）　主持

蔡 挺 郑建军 夏冠斌　主编

王兰平 吴 华 张巧穗　编著

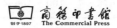

商务印书馆
The Commercial Press

2018年·北京

图书在版编目（CIP）数据

宁波华美医院百年档案.卷一/王兰平，吴华，张巧穗编著.—北京：商务印书馆，2018
ISBN 978-7-100-16694-2

Ⅰ.①宁⋯ Ⅱ.①王⋯ ②吴⋯ ③张⋯ Ⅲ.①医院—历史—宁波 Ⅳ.①R199.2

中国版本图书馆CIP数据核字（2018）第230586号

浙江省社科规划课题研究成果

宁波华美医院百年档案（卷一）
蔡 挺 郑建军 夏冠斌 主编
王兰平 吴 华 张巧穗 编著

商 务 印 书 馆 出 版
（北京王府井大街36号 邮政编码100710）
商 务 印 书 馆 发 行
北京雅昌艺术印刷有限公司印刷
ISBN 978-7-100-16694-2

2018年10月第1版 开本787×960 1/16
2018年10月北京第1次印刷 印张22
定价：78.00元

编撰委员会

编著者简介

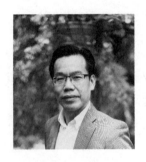

王兰平，男，1978 年生，兰州大学历史学博士，历史学博士后，应用经济学博士后。宁波工程学院特聘教授，兰州大学兼职教授，清华大学客座研究员。浙江省首批"之江青年社科学者"，主持完成国家社科基金项目、中国博士后基金一等资助项目、浙江省社科规划重点项目、浙江省高校重大人文社科项目等，参与研究国家社科基金重大招标项目、上海市社科规划重大项目等。已于境内外发表中英文学术论文40 余篇，出版学术论著 6 部。

E-Mail: wanglanp@163.com

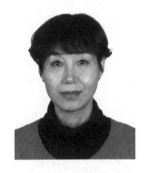

吴华，女，1960 年生，副研究馆员，现任中国科学院大学宁波华美医院（宁波市第二医院）档案管理科科长，主管护师，国家三级心理咨询师。参与研究浙江省社科规划项目，发表学术论文多篇，出版学术论著 2 部。

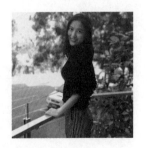

张巧穗，女，1991 年生，现任职于宁波工程学院。澳大利亚昆士兰大学高级翻译硕士，澳大利亚翻译局（NAATI）认证高翻（Level 3）。参与研究浙江省社科规划重点项目，已于境内外发表中英文学术论文多篇，出版学术论著 1 部。

目录

序　一

西方医学在中国从落地生根到如今的蓬勃发展，仅有百余年的历史。明末清初，欧洲教会陆续派遣传教士来华，他们大多采取迂回策略，以文化活动为外衣行传教之实。19世纪中后期，随着通商口岸的开放，来华传教士数量大增。当时西方医学已有较大发展，解剖学、生理学、病理学等日臻成熟，科学与技术的结合也使得医学实践在诊断、治疗等方面有了长足进步。而彼时的中国积贫积弱，缺医少药情况严重，医疗卫生条件差。在此背景下，"借医传教"成为首选，大批传教士来华开办诊所，西方医学传入中国，开始变得活跃，中西医学的碰撞、交流与融合也由此拉开序幕。

对于近代以来传教士在华的医疗活动，学界的评价比较一致：其根本目的是推广宗教，发展外国教会在华势力；但在客观上将西方现代医学和科学文化带到中国，产生的积极影响是不可否认的；传教士中优秀者的敬业献身精神和慈善情怀也给人留下深刻印象。最初，传教士行医以个人诊所为据，规模较小，除了布药外，主要行一些简单的外科手术。此举卓有成效，赢得了中国人对传教士的好感，也使中国人对西医技术与西药有了初步认识。教会和一些有识之士都看到了发展医疗事业的价值，于是在教会支持和地方士绅的资助下，19 世纪末期，中国出现了一些规模较大的西医院。中国传统医学的特点是望闻问切综观全身、查验诊治一人包揽，游方郎中携一药箱便可四方施治；而西医分科繁细，医护各有其职，现代医院制度的雏形即随西医院的建立而慢慢发展起来。此外，在专门的医学院校出现之前，医院自行培养了一批西医人才和护工，为早期医学教育做出了一定贡献。

华美医院（现宁波市第二医院）是宁波的第一所西医院，在医治病患、培训医护、防治疫病、健康宣教等方面做出了很多贡献，对宁波乃至江浙地区医疗事业的发展有较大影响。

值得一提的是，华美医院虽为传教士初创，但在发展变迁中，中国人的积极参与是至关重要的，这点从医院数次易名的历史中也可见一斑。1843 年，美国浸礼会传教士玛高温（Daniel J. Macgowan）初至宁波所开办的诊所，是在当地一名商人帮助租用的几间屋子里办起来的，称"浸礼老医局"。后传教士白保罗（Stephen P. Barchet）接管，将诊所迁址到宁波北城门外的姚江边，增设男病房，规模略有扩大；1880 年，在当地士绅的捐助下又增设了女病房，才正式更名为"大美浸礼会医院"。1889 年，传教士兰雅谷（J. S. Grant）接任院长，为支持医院发展，他将自己先前任浙江海关关医的俸禄悉数捐出，宁波地方人士也纷纷捐款支持医院建设，由此将院名更为"华美医院"，寓中美合作之意。而 1926 年开始兴建、至今仍在使用的华美医院住院大楼更为贴合地呼应了"华美"的院名。为筹建大楼，华人医生任莘耕与时任院长的兰雅谷一起奔走呼吁，获得了宁波当地人的踊跃捐助；后捐款范围扩大到杭州、南京、天津、北京等地，当时的不少富商政要纷纷施以援手，来自国内社会各界的捐款承担了超过半数的建楼费用。可以说，在华美医院的每个发展阶段，都有当地人士的重要贡献，他们是华美医院的主要建设者。

华美医院是近代以来最早兴建的西医院之一，历经百余年沧桑传承至今，见证了中国近现代医学发展的轨迹。医院档案留存相对完整，实为难得。现在，宁波市第二医院的领导和专家对华美医院的档案资料进行整理，出版系列丛书，是对医院百余年发展历程的回顾总结，更重要的是为医学史、文化交流史、近代社会史等方面的研究提供了真实的原始材料，相信会对相关研究有所裨益，是一件很有意义的事情。

是为序。

韩启德

2018 年 9 月 26 日

序 二

　　1991年，我参与《中国医学通史》的编纂，承担近代西医传入部分的撰写，在阅读文献时，关于华美医院的一则史料给我留下深刻印象。《中国丛报》（*Chinese Repository*，V.18，1849）上报道了"浸礼医局"的传教士医生玛高温（Dr. D. J. Macgowan）在月湖书院给当地的医生和学生讲授解剖学。这是中国最早的西医解剖学课程的记载。玛高温在教学中采用了人体解剖模型、一副人体骨骼以及一些挂图，引起听众的极大兴趣。在教学过程中，玛高温认为用中文来教授西医知识效果更好，但中文里缺乏许多西医解剖学词汇的对应词汇，他提出创造出一些容易为当地有文化的人所能理解的名词是非常必要的，因此，玛高温也是最早关注医学名词翻译的人。

　　2014年，为研究著名公共卫生学家兰安生（John Black Grant，1890—1962），我带研究生专程前往华美医院查阅相关历史档案，得到了吴华老师的热情接待。1930 年落成的华美医院大楼为中西合璧的建筑风格，坐北朝南，呈"门"字形，拱形大门用条石砌筑，屋顶为中国传统的歇山式，庄重大气，大堂内方格藻井、柱头所嵌三块雀替均饰卷草纹，具西洋风格。参观了医院大楼后，吴华老师带我们来到档案室查看相关的档案资料。虽然历经一百多年的风云变幻、社会变迁以及人事变更，华美医院的历史档案保存相当完整，从年度医院报告到收支账册，从购买房屋的地契到慈善募捐的名册，从住院大楼设计的图纸到记载医院发展历程的珍贵照片。这些档案文献不仅是华美医院跨越三个世纪的历史见证，也为研究近代中国医学史和近代中国社会史提供了丰富的原始资料，弥足珍贵，具有重要的学术价值。

　　兰安生是近代历史上著名的公共卫生学家。兰安生的父亲兰雅谷（James Skiffington Grant，1861—1927）于 1889 年接任因病离职的白保罗（Stephen Paul Barchet，1843—1909），出任大美浸礼会医院院长。1890 年 8 月 31 日，兰雅谷夫妇喜得贵子，取名为路易斯·麦伯里（Louis Milbery），后来兰雅谷为怀念自己早夭的兄弟，将儿子的名字改为 John Black Grant，即兰安生。兰安生在宁波度过他愉快的童年，8 岁时被送到芝罘的英文学校念书，18 岁入加拿大阿卡迪亚大学学习。1913 年，兰安生进入密歇根大学医学院，毕业后，于 1918 年进入洛克菲勒基金会国际卫生部，1920 年入约翰霍普金斯大学公共卫生学院攻读公共卫生硕士。兰安生因出生中国，对中国有着特殊的情感，1921 年被洛克菲勒基金会任命为北京协和医学院病理学系副教授，兼任国际卫生部驻远东代表，担负开展公共卫生研究、开始公共卫生课程以及建立公共卫生系的任务。兰安生为中国近代公共卫生事业的发展做出了许多开创性的工作，如在北京建立了以第一卫生事务所为依托的城市社区医疗卫生服务，在河北定县建立了中国最早的农村基层医疗卫生体系等，他还将中国的经验推广到印度、波多黎各等国，为国际公共卫生和初级卫生保健学界所推崇。

兰雅谷从 1889 年至 1927 年执掌医院工作长达 38 年。任职期间，他殚精竭力，始终如一，将毕生精力献给了医院的发展和为病人服务的事业上，赢得了当地民众的尊敬与爱戴。如《兰雅谷先生六秩大寿来华卅周纪念会劝集医院经费启》一文所云："先生精于医学，植品端方，居心慈善。三十年前来华，即任北门外华美医院院长，专以救世活人为急。约计自任事迄今，经其医治者不下数十万人，无不尽心竭力。"华美医院之名也来自于医院大楼为兰雅谷及宁波地方人士共同捐资兴建，以示美与华合作之好。因此，华美医院在中国近代医学史上具有特殊的地位与贡献。

华美医院是国内少数几所档案资料较完整的近代教会医院之一。医院现在将这些档案整理出来，陆续公开发表，不仅对研究近代医院的发展、研究疾病与社会的互动，研究当时的社会经济与人群健康状况等都具有重要的学术价值，也可为近代制度史、经济史、社会史研究提供重要的参考。

张大庆

2018 年 9 月 11 日

说　明

一、宁波华美医院是浙江近代首家西医院，也是第一次鸦片战争后外国人在华建立的第一家西医院，是中国历史最悠久的西医院之一。医院源于 1843 年 11 月美国浸礼会传教士玛高温（Daniel Jerome Macgowan，1814－1893）医生于宁波所开设之西医诊所，1951 年被宁波市人民政府接管，1954 年更名为宁波市第二医院，2018 年更名为中国科学院大学宁波华美医院（宁波市第二医院）。医院跨越了 3 个世纪，迄今已有 175 周年历史，可谓历经沧桑。20 世纪上半期，华美医院是宁波乃至全省医技水平高、诊疗设备先进，且颇具规模和影响力之西医院；现在更是集医疗、教学、科研、预防、保健于一体，在浙东地区具有重要影响力之现代化三级甲等综合性医院。故而言之，宁波华美医院是早期在华西医院发展之见证和缩影，在中国西医发展史上具有重要的地位。

二、宁波华美医院档案主要集中收藏于宁波市档案馆（市二院移交而来）和美国浸礼会历史协会（America Baptist Historical Society）等处，此外还散见于相关教会档案、外交档案、境内外期刊报纸、民间私藏及近代来华外国人书信、日记、传记、回忆录等。市二院档案室亦收藏少量华美医院档案。目前所知，宁波华美医院是国内少数几所档案资料较完整的近代教会医院之一。上述这些档案既是院史，也是近代中国医疗卫生史、社会史、中西关系史等研究之原始史料，弥足珍贵，具有重要价值。可惜目前绝大多数档案仍束之高阁，有些迄今尚未公布，亦未经系统整理和研究，利用不便，不利于充分发挥其价值。鉴于此，我们决定于2023年建院180周年之前将华美医院百年档案进行系统整理和出版。

三、本书题作《宁波华美医院百年档案》，系大型多卷本图文档案系列丛书，其所辑释之百年档案是指目前所了解反映该院1843年创立以来至1951年被政府接管之前这一段时期各方面情况的有关档案。

四、本书按原始档案形成时间先后为序编撰，此处所言时间，指档案如有明确原始书写或印制时间者，以此系年；如原始书写时间或印制时间和期刊报纸刊载档案时间并存者，取前者；如无任何明确时间，则根据档案内容和相关史实推测系年。

五、中文档案释文，依据档案原件或影印件使用通行简体字释录，并加现代标点；非中文档案释文，亦依据档案原件或影印件使用原文字释录，视情况附中文译文，以供参考。

六、本书所辑释之有关契约文书，绝大多数系首次公布，为便于进一步研究，契约文书释文前附有契约文书照片影印件，上述文书照片原件现保存于市二院档案室，文书原件藏于何处尚不清楚。较之契约文书原件，现见其照片原件尺寸或有较大比例缩小，需借助放大镜才可释读，甚至有些文字、印记几不可释。

七、档案的拟题以向读者提供尽量多的学术信息为原则，凡原题符合以上原则者，即行采用，不符合者则重新拟题。

八、凡档案所见文字文义可通者，均以其原件或影印件为准，若其文字有误，则保留原文，于错误文字后用（　）注出正字；若其有脱文，可据他本或上下文义补足，将所补之字置于〔　〕内；改、补理由均见校记。

九、因档案残缺造成缺字者，用□表示，不能确知缺几字者，上缺用＿＿＿表示，中缺用＿＿＿表示，下缺用＿＿＿表示，一般占三格。

十、凡缺字可据他本或上下文义补足，将所补之字置于□内，并于校记中说明理由；档案原文残损，但据残笔画或上下文可推知某字者，径补；无法拟补者，从缺字例；字迹清晰，但不识者于该字之后注（？），以示存疑；字迹模糊，无法辨识者，亦用□表示。

十一、档案原书者未书完或未书全者，用"（以下原缺文）"表示。

十二、档案所见俗体、异体字，凡可确定者，一律改作通行简体字。

十三、档案所见笔误和笔画增减，径行改正。

十四、档案所见同音假借字照录，但用（　）于该字之后注出本字。

十五、档案所见倒字符号者，径改；有废字符号者，不录；有重叠符号者，直接补足重叠文字，均不出校。有涂改、修改符号者，只录修改后之文字；无法确定哪几个字是修改后应保留者，两存之。有涂改符号者，能确定确为作废者，不录；不能确定已涂抹之文字，则照录。原书于行外之补字，径行补入行内；无法确定补于何处者，编著者拟补，并出校记。

十六、档案所见衍文，均保留原状，但于校记之中注明，一般说明理由。

十七、档案所见其他注文和印记，一般亦予以说明。

十八、本书所辑释之部分契约文书与美国浸礼会有关，似与宁波华美医院无直接关系，不过浸礼会在甬建立华美医院主要目的是为了服务于传教，医院是浸礼会在甬传教事业之重要组成部分，故而此部分契约文书似与医院亦存在某种联系，也很难将其与医院档案割裂开来，因此本书亦将其视作医院档案之一部分予以收录。

十九、为行文简洁，体例尽可能统一，本书所引用或参考之论著，首次一般注明编著者、书名、出版地、出版社、出版年份和页码，以后引用同名论著一般只注明著者、书名和页码。所涉及外国人名、机构名等，一般首次均写明中文译名和原名，以后出现仅写中文译名。

二十、因目前客观条件制约，本书先行整理并出版医院中文档案，之后再推行到其他文字档案。

前　言

宁波（简称"甬"）地处东南沿海，历史悠久，文化发达，自唐宋以来一直是我国对外交往和贸易之重要口岸，与海外有着密切联系。因第一次鸦片战争战败，1842 年 7 月 24 日清廷被迫与英国政府签订《南京条约》，中国国门从此被打开。根据条约，广州、福州、厦门、宁波及上海被开辟为通商城市，1843 年 1 月 1 日宁波正式开埠，成为近代中国最早对外通商口岸之一。宁波开埠后不久，外国传教士纷至沓来，他们在甬不仅传教，同时还办学校，开医院，兴出版，近代宁波也由此在很多方面开浙江乃至全国风气之先。医疗卫生是基督教（本书所称"基督教"指新教）在近代中国最早开展事业之一，此乃西方近代医学进步及海外传教活动之共同结果。自文艺复兴以来，欧洲于生理学、病理学、药理学、解剖学等方面均取得了重大突破，西医医学理论及临床实践由此获得迅速发展。同时 19 世纪上半叶，遭受鸦片战争打击之中国，日陷国弱民贫之困境，社会大众普遍食不果腹、衣不保暖、缺医少药。正是于此社会背景之下，美国浸礼会（Baptist Church in American）传教士医生玛高温（Daniel Jerome Macgowan，1814—1893）远涉重洋，[1] 1843 年 11 月 1 日抵甬，之后便施医传教，开设西医诊所，后来发展为宁波华美医院，即延续至今之中国科学院大学宁波华美医院（宁波市第二医院），跨越 3 个世纪，已有 175 周年历史，可谓历经沧桑和磨难。就创办时间而言，华美医院是浙江近代首家西医院，也是第一次鸦片战争后外国人在华建立的第一家西医院，是中国历史最悠久的西医院之一。就医疗水平而言，华美医院是 20 世纪上半期宁波乃至全省医技水平高、诊疗设备先进，且颇具规模和影响力之西医院。因此可以说，宁波华美医院是早期在华西医院发展之见证和缩影，在中国西医发展史上具有重要的地位。

近年来，笔者从宁波市档案馆、宁波市第二医院、美国浸礼会历史协会（America Baptist Historical Society）等处查阅到了有关华美医院之档案，其既是院史，也是近代中国医疗卫生史、社会史、中西关系史等研究之原始史料，具有重要价值。可惜上述绝大多数档案仍束之高阁，也未经系统整理和研究，学界关注不多，更谈不上充分利

1　1814 年，耶德逊（Adoniram Judson）等人于费城发起成立美国浸礼会（The General Convention of the Baptist Denomination in the United States, for Foreign Missions and other important objects relating to the Redeemer's kingdom）。1845 年，因董事会通过"奴隶拥有者不得遴选为传教士"的决议，美国南部、西部几个州的浸礼会联合成立南部浸信会（Southern Baptist Convention），一般称之为"美南浸信会"，北部各州浸礼会人士则于次年 5 月在纽约成立美国浸礼会真神堂（The American Baptist Missionary Union），一般称之为"美北浸礼会"。

用，这种状况与宁波华美医院之历史地位和作用甚不相称。鉴于此，笔者根据境内外所见华美医院档案，以时间为序，逐件整理和公布该院自 1843 年创立以来至 1951 年被宁波市人民政府接管之前的有关档案，以益于相关研究之深入。此处根据相关档案史料，勾勒宁波华美医院百年简史，以便读者了解本书所辑释档案之背景。

一、宁波华美医院之创建与社会各界捐赠之义举

教会医院循基督教义而设，与生俱有慈善基因和公益传统，作为美国浸礼会所创设之宁波华美医院亦是如此。医院源于 1843 年玛高温奉耶稣救世之道来甬施医治病，《华美医院历史》云："本院工作之肇始，乃由于一八四三年代表北美浸礼差会来甬之玛高温医士，医士本耶稣救世之大道，热心服务，救济贫病，历有年所。"[1]1920—1921年《宁波华美医院报告》所载《宁波华美医院章程》更是开宗明义提出医院之宗旨："本院由中西善士设立，以救济贫民、传扬圣道为目的。"[2]院长兰雅谷（James Skiffington Grant，1861—1927）劳绩纪念碑亦曰："先生，讳雅谷，产于坎拿大，毕业于美国密雪根大学医科，性慈祥，治事有毅力。主后一八八九年受美国基督教浸礼差会之命，

---

1 参见现存于宁波市第二医院"华美苑"一楼院史博物馆内一则题作"华美医院历史"之石碑，以下简称《华美医院历史》。

2 《宁波华美医院章程》，刊载于《宁波华美医院报告（第一期）》，中华民国九年，宁波市档案馆，编号：306-1-1；《宁波华美医院报告（第二期）》，中华民国十年，宁波市档案馆，编号：306-1-2。

挈眷来华，任宁波大美浸会医院医士职。先生即本基督牺牲精神，殚
心服务，日夜奔走于城乡各地……综先生行谊，诚无愧为一忠实基督
徒一生，以基督为模范，故能刻苦自励，博施济众。"[1]1943 年 10 月
修订之《私立宁波华华医院董事会章程》亦云："第二条：宗旨：本
会本基督教之精神，以提倡科学医术、医疗病黎为宗旨。第三条：事
业：本会基于前条宗旨，现设有医疗机关一所，定名私立宁波华华医
院（以下简称该院）及该院附设高级护士学校一所。"[2]

　　如上文所言，宁波华美医院系美国浸礼会所创建，建院初其"常
年经费皆自西人教会劝募而来"，[3]后来随着医院声誉日升，就诊病人增
多，规模不断扩大，日常开支渐多，医院经费已显捉襟见肘之虞，正
可谓"医院开办多年，经费尚苦支绌"，[4]诸事苟简，故仅靠教会经费
资助实难以为继，所幸赖于甬沪善士慷慨解囊、鼎力相助。对此，兰
雅谷有如下之感叹云云也就不难理解了，曰："因之来院求医者年多一

1　参见现存于宁波市第二医院"华美苑"一楼院史博物馆内一则题作"故院长兰雅谷
先生劳绩纪念碑"之石碑，《宁波华美医院征信录》亦收入此碑文底稿，二者文字除个
别字词有异外，基本一致，以下简称《故院长兰雅谷先生劳绩纪念碑》。参见《宁波华
美医院征信录》，中华民国十九年，宁波市档案馆，编号：306-1-6。

2　《私立宁波华华医院董事会章程》，中华民国三十二年，宁波市档案馆，编号：306-
1-27。1943 年 3 月 1 日更名"私立宁波华华医院"，抗战胜利后，医院复名"宁波华美
医院"。

3　《宁波华美医院缘起》，刊载于《宁波华美医院报告（第一期）》，中华民国九年，宁
波市档案馆，编号：306-1-1。

4　《兰雅谷先生六秩大寿来甬卅周纪念会劝集医院经费启》，刊载于《宁波华美医院报
告（第一期）》，中华民国九年，宁波市档案馆，编号：306-1-1；参见现存于宁波市第
二医院"华美苑"一楼院史博物馆内一则题作"宁波华美医院建筑新院扩充设备募捐经
过状况"之石碑，以下简称《宁波华美医院建筑新院扩充设备募捐经过状况》。

年，西款不足则承甬沪官绅商学各界好善君子慷慨捐助，赖以支持扩充，乃叹甬人仁心义气，爱人如己，无怪我西人啧啧称道也"。[1]在支持医院建设与发展方面，现存档案史料多见载当时中西善士及机构携手慷慨捐赠之感人义举，兹将简要情况列述如下，以见其端倪。

1843 年 11 月初玛高温抵甬施医治病，当时暂居于一位宁波商人免费提供之私宅里行医。诊室开办 3 个月后，玛高温于 1844 年初离开宁波，直至 1845 年 4 月再次回到宁波，重开诊所，起初租赁于甬城北门"佑圣观"之厢房，后因得到中国医药传道会（The Medical Missionary Society of China）资助，搬至"佑圣观"附近行医。此时期，诊所获得孟加拉的欧洲社区从巴黎所订购之医疗器械、人体解剖模型、图书资料等捐赠，亦收到了美国费城等地捐赠之药品和书籍等，英国驻甬首任领事罗伯聃（Robert Thom，1807—1846）也向医院捐赠了 50 美元。1847 年 6 月美国浸礼会传教士罗尔梯（Edward Clemens Lord，1817—1887）夫妇抵甬，前来协助玛高温，被后

---

1 《宁波华美医院缘起》，刊载于《宁波华美医院报告（第一期）》，中华民国九年，宁波市档案馆，编号：306-1-1。

人视为医院真正创建者。[1]1865 年 7 月中华传道会（Chinese Inland Evangelization Society）白保罗（Stephen Paul Barchet，1843—1909）抵甬施诊，[2]1880 年在宁波士绅与麟桂赞助之下增建女病室，置十床以收治女患者，[3]白君善交际，其道德、医学为甬人所敬重，故与当地士

1　*The Chinese Repository*, Feb. 1844, pp.111-112; *The Chinese Repository*, July 1846, pp. 342-345; Alexander Wylie, *Memorials of Protestant Missionaries to the Chinese:Giving a List of their Publications and Obituary Notices of the Deceased, With Copious Indexes*, Shanghae: American Presbyterian Mission Press, 1867, pp. 132,163;〔英〕伟烈亚力著，倪文君译：《1867 年以前来华基督教传教士列传及著作目录》，桂林：广西师范大学出版社，2011 年，第 136—137、168 页;〔英〕伟烈亚力著，赵康英译，顾钧审校：《基督教新教传教士在华名录》，天津：天津人民出版社，2013 年，第 160—162 页;《宁波华美医院缘起》，刊载于《宁波华美医院报告（第一期）》，中华民国九年，宁波市档案馆，编号：306-1-1; 吴立乐编《浸会在华布道百年略史》，上海：中华浸会书局，1936 年，第 115—116 页。D. MacGillivray, *A Century of Protestant Missions in China(1807—1907)*, Shanghae: American Presbyterian Mission Press, 1907, p. 336. K.S. Latourette, *A History of Christian Missions in China*, London: Society for Promoting Christian Knowledge ,1929, p. 251.

2　《华美医院历史》云白保罗于 1847 年来甬，误。据〔英〕伟烈亚力（Alexander Wylie, 1815—1887）《基督教新教传教士在华名录》（*Memorials of Protestant Missionaries to the Chinese*）记载，白保罗抵甬时间当是 1865 年 7 月 24 日。参见 Alexander Wylie, *Memorials of Protestant Missionaries to the Chinese:Giving a List of their Publications and Obituary Notices of the Deceased, With Copious Indexes*, p. 274;〔英〕伟烈亚力著，倪文君译：《1867 年以前来华基督教传教士列传及著作目录》，第 287 页;〔英〕伟烈亚力著，赵康英译，顾钧审校《基督教新教传教士在华名录》，第 336 页。

3　麟桂，《华美医院历史》云作"麟道宪"，道宪系道台之尊称，查相关文献，麟桂曾任宁绍台道，故此处"麟道宪"似指麟桂。麟桂，生卒年不详，满洲镶白旗人，字月舫，由监生捐纳笔帖式，1842 年署南昌府知府，1843 年调广信府知府，1845 年任宁波府知府兼任宁绍台兵备道，1848 年任上海道台。

绅关系甚好，比如麟桂、薛福成、[1] 张美翊（让三）[2] 等均系其好友，薛公对之即有"同跻仁寿"匾额之题赠。[3]

不过，真正迎来医院黄金发展时期，当推兰雅谷主持医院工作期间。1889 年白保罗因病离甬，美国浸礼会复派兰雅谷继其任医士职，[4] 随后任院长，直至 1927 年 1 月 29 日长眠于宁波，殚精竭力，三十八年如一日，将毕生献给了宁波医疗卫生事业。兰君长院期间及其逝世后之若干年内，不仅医院诊疗业务蒸蒸日上，院舍扩建、医疗设备添置也卓有成效。《兰雅谷先生六秩大寿来华卅周纪念会劝集医院经费启》云："先生英国坎拿大人，精于医学，植品端方，居心慈善。三十年前来华，即任北门外华美医院院长，专以救世活人为急。约计自任事迄今，经其医治者不下数十万人，无不尽心竭力。虽风雨寒暑，奔

1　薛福成（1838—1894），江苏无锡人，字叔耘，号庸盦，出身书香门第、官宦之家，先后入曾国藩、李鸿章幕府任僚佐，被誉为"曾门四弟子"之一，1884—1888 年任浙江宁绍台道，1889—1894 年出任英、法、意、比四国使节，近代思想家、散文家、外交家，资产阶级早期维新派代表人物，洋务运动主要领导者之一。

2　张美翊（1856—1924），浙江鄞县人，字让三，号简硕，晚号寒叟，曾入宁绍台道薛福成幕府任僚佐，后又随薛出使英、法、意、比等国，1903—1904 年两度被盛宣怀奏派任上海南洋公学（今上海交通大学前身）提调兼总理（即校长），辛亥革命后退隐家乡，于甬城办学数十所，曾任宁波教导会长，被誉为民国初"浙江三杰"之一，1916—1917 年任宁波旅沪同乡会副会长，1918—1920 年任宁波旅沪同乡会会长。

3　《宁波华美医院缘起》，刊载于《宁波华美医院报告（第一期）》，中华民国九年，宁波市档案馆，编号：306-1-1;《华美医院历史》Margaret Thomas Beal, Barbara Thomas Jones & Harold Thomas, *A History of the Hwa Mei Hospital 1843-1950*, 未刊稿，pp.9–10.

4　《华美医院历史》《故院长兰雅谷先生劳绩纪念碑》Margaret Thomas Beal, Barbara Thomas Jones & Harold Thomas, *A History of the Hwa Mei Hospital 1843-1950*, p.5.

走劳苦，亦所不辞。"[1] 兰君一方面除了上文所言日夜奔走于宁波城乡各地诊治数以万计患者外，还为解决医院医护人员短缺之问题，就地培养数十名医护人才，《故院长兰雅谷先生劳绩纪念碑》云："又以一手一足之烈，不遑应接，出其所学，广为陶育，今日由先生之手植而以医业擅名于甬地者不下数十人，诚亦先生之心血也。"鉴于病室之简陋，兰君及甬人捐建了男病房及手术室，上述纪念碑云："又见其时医院限于经费不克发展，遂于一九○二至一九一五年兼任浙海关关医俸金所人，悉数捐助，地方人士闻风兴起，输将恐后，院务大振，由是易其名为华美医院，以示与华人合作也"，[2] 体现出该院实系一所美、华合作创建之医疗机构，故医院后来易名作"华美医院（HWA MEI HOSPITAL）"，寓中美合作之意也。[3]

1920 年 6 月 21 日，恰逢兰雅谷六秩寿辰暨来华卅周年，张美翊（让三）等人发起为兰君开纪念会，并借此向社会募集经费，扣除纪念会开支费用后余 2026 元，兰君悉数捐赠，以充医院经常费之短缺。[4]

---

1 《兰雅谷先生六秩大寿来华卅周纪念会劝集医院经费启》，刊载于《宁波华美医院报告（第一期）》，中华民国九年，宁波市档案馆，编号：306-1-1;《宁波华美医院建筑新院扩充设备募捐经过状况》。

2 亦可参见《华美医院历史》。

3 《宁波华美医院缘起》则云 1883 年始创华美医院，与上述《故院长兰雅谷先生劳绩纪念碑》所言华美医院创设时间不同。

4 《兰院长六十生日三十周纪念送礼报册》《寿诞筹应开支报册》《本院收支总报册（1920）》，刊载于《华美医院报告（第一期）》，中华民国九年，宁波市档案馆，编号：306-1-1。

是次集会上，兰君又得时任会稽道道尹黄庆澜（涵之）、[1] 浙海关监督孙宝瑄（仲屿）、[2] 鄞县知事姜若（证禅）、[3] 宁波旅沪同乡会会长张美翊（让三）、袁贤安（履登）、[4] 方浚年诸氏之支持，遂有募款从美国购置当时甚属先进之医疗器械爱克司光镜之议，包括黄庆澜（涵之）、徐维训（庆云）、[5] 浙海关税务司葛礼（R. A. Currie）、英国驻宁波领事官达伐生、达丰染厂等众多人士和机构都有捐赠，募款超过 8900 元。《宁波华美医院缘起》云："今岁余行年六十，来华亦卅周矣，同好诸公为余纪念，因思爱克司光镜为察验身体脉络必需之品，复为筹集巨款用备置镜装室，不日可以观成。将来视病知源，洞见症结，皆出仁人之

1　黄庆澜（1874—1961），上海人，字涵之，法号智海，曾任湖北德安府、宜昌府知府等职，于上海创办南华书局、上海法政学校、三育中小学等文教机构，历任上海地方审判厅厅长、浙江温州瓯海道道尹等职，1919 年 12 月至 1924 年 11 月任会稽道（俗称宁绍台道）道尹。黄庆澜先后皈依谛闲法师和印光法师，潜心修佛，系著名佛教居士，一生致力于慈善救济事业，淡泊名利，乐善好施，博施济众，口碑载道，是妇孺皆知之沪上大慈善家。

2　孙宝瑄（1874—1924），一名渐，浙江杭县人，字仲屿、仲愚，出身仕宦之家（其父孙诒经曾任清朝户部左侍郎），系北洋政府国务总理孙宝琦之弟，两广总督李瀚章（李鸿章长兄）之婿，清末先后任工部、邮传部、大理院等机构下级官吏，蒙长兄孙宝琦之庇护，自 1912 年 12 月至 1922 年 2 月任浙海关监督近十年之久，其一生学问甚广，能文能诗，兼擅书法，所交朋友大都乃一时俊杰，如章太炎、梁启超、谭嗣同、汪康年、夏曾佑、张元济、严复等。

3　姜若（1879—1944），江苏丹阳人，字证禅，别号胎石，南社社员，1920—1924 年任鄞县知事。

4　袁贤安（1874—1954），又名礼登，浙江鄞县人，字履登，毕业于教会学校宁波斐迪中学和上海圣约翰大学，自 1920 年始至抗战期间长期任上海宁绍轮船公司总经理。

5　徐维训（1880—1931），浙江慈溪人，字庆云、品伟，出身纱业世家，系沪上纱业巨商，热心慈善事业。

赐。"[1] 是年，鉴于众多贫病者无钱住院，备受病疼之苦，兰雅谷决定推广"住院恩床"，[2] 向社会发布《劝募贫病住院恩床启》，[3] 在其倡议下，美国励女士家族以及定海李拙、镇海方式如夫人郑氏等积极响应。[4] 是年方式如尚捐赠 100 元，指定修西式水泥井，[5] 其子方稼荪捐赠解剖活动医床等医疗设施，[6] 定海益昌木行赵世福出资 150 元捐赠"培养细菌伏箱"。[7]

　　1923 年迎来医院开办八十周年，鉴于旧有院舍及设备不敷应用，有碍医院发展，是年兰雅谷又有募建住院新大楼之计划，力谋发展，

---

1 《宁波华美医院缘起》《募集爱克司光镜记》《募集爱克司光镜诸公姓名银数报册》《本院收支总报册（1920）》，刊载于《宁波华美医院报告（第一期）》，中华民国九年，宁波市档案馆，编号：306-1-1;《本院收支总报册（1921）》，刊载于《宁波华美医院报告（第二期）》，中华民国十年，宁波市档案馆，编号：306-1-2;《宁波华美医院建筑新院扩充设备募捐经过状况》。

2 目前可知，至迟于民国元年始，华美医院兰雅谷家族、白保罗医士就捐赠了"住院恩床"。参见《募集恩施床诸公姓名报册》，刊载于《华美医院报告（第二期）》，中华民国十年，宁波市档案馆，编号：306-1-2。

3 《劝募贫病住院恩床启》，刊载于《宁波华美医院报告（第一期）》，中华民国九年，宁波市档案馆，编号：306-1-1。

4 《募集恩施床诸公姓名报册》，刊载于《华美医院报告（第二期）》，中华民国十年，宁波市档案馆，编号：306-1-2。《永远恩床纪念铜碑》《镇海方式如先生暨德配郑夫人玉照并赞》，刊载于《宁波华美医院报告（第一期）》，中华民国九年，宁波市档案馆，编号：306-1-1。

5 《镇海方式如先生暨德配郑夫人玉照并赞》，刊载于《宁波华美医院报告（第一期）》，中华民国九年，宁波市档案馆，编号：306-1-1;《新院建筑费收入项下》，刊载于《宁波华美医院征信录》，中华民国十九年，宁波市档案馆，编号：306-1-6。

6 《解剖活动医床》，刊载于《宁波华美医院报告（第一期）》，中华民国九年，宁波市档案馆，编号：306-1-1。

7 《华西善士助款报册（1920）》，刊载于《宁波华美医院报告（第一期）》，中华民国九年，宁波市档案馆，编号：306-1-1。

以求完备，7月兰君发起募捐，之后率同门人任莘耕医生，奔波东西向社会募集善款，得到甬地耆绅张美翊（让三）及旅沪宁波同乡会广为介绍，自甬而沪宁杭，以达津京，甬上乃至全国名人政要巨贾、本院医护人员、浸礼会、社会普通民众在内之中西善士及机构踊跃支持，比如吴荫庭助洋 5000 元，周宗良助洋 4000 元，[1] 孙梅堂助洋 2620元，[2] 方若（药雨）助募洋 2000 元，[3] 孙宝琦（慕韩）经募洋 1450 元，[4]卢永祥（子嘉）、[5] 李思浩（赞侯）、[6] 王正廷（儒堂）、[7] 徐维训（庆云）、

1　周宗良（1875—1957），又名宗亮，浙江鄞县人，出身牧师之家，曾就读教会学校宁波斐迪中学，系近代著名颜料商，被称之"颜料大王"。

2　孙梅堂（1884—1959），又名孙鹏，浙江鄞县人，上海美华利钟表总行总经理，系我国制钟业先驱之一，被称之"钟表大王"，一生热心公益事业。

3　方若（1869—1954），原名苦，又一说本名城，浙江定海人，字药雨，天津名报《国闻报》主笔，旅津浙商首领之一，平生爱好金石书画，尤喜古钱，收藏金石古董甚富，别号古币富翁，被誉为近代三大古钱收藏家之一。

4　孙宝琦（1867—1931），浙江杭县人，字慕韩，晚年署名孟晋老人，外交家，民国政界元老，1911 年任山东巡抚，1913—1915 年任北洋政府外交部总长，期间于 1914 年2—4 月兼代理国务总理，1915—1916 年任北洋政府审计院院长，1916 年 4—6 月任财政部总长，1916 年 6 月至 1924 年 1 月任北洋政府税务处督办，期间先后兼任汉冶萍公司董事长，经济调查局总裁等职，1924 年 1—7 月任北洋政府国务总理。

5　卢永祥（1867—1933），原名振河，山东济阳人，字子嘉，皖系军阀代表人物之一，1919 年署浙江督军，1924 年任浙沪联军总司令、苏皖宣抚使，1925 年任江苏军务督办，后隐居天津。

6　李思浩（1882—1968），浙江慈溪人，字赞侯，银行家，1917 年以次长身份代理财政部部长，1919 年任财政总长兼盐务署督办，1924 年段祺瑞复职，再任财长兼盐务署督办。

7　王正廷（1882—1961），原名正庭，浙江奉化人，字儒堂，1910 年毕业于耶鲁大学法律系，1912 年任中华基督教青年会全国协会总干事，1922 年任代理国务总理兼外长，后又两度任外交部总长，一度兼财政部总长，1928 年任南京国民政府外交部长，毕生热心体育事业，系近代中国著名体育领导人，被誉为"中国奥运之父"。

朱佩珍（葆三）[1] 各助募洋 1000 元，韩国钧（紫石）、[2] 虞和德（洽卿）、[3] 黄庆澜（涵之）各助募洋 500 元，孙传芳、[4] 冯玉祥、[5] 黎元洪各助募洋 200 元，[6] 张载阳（暄初）、[7] 李组才[8] 等亦极力襄助，踊跃输将，经孙宝琦募集，当时国务院、财政部、税务处、海军部、交通部、司法部、外交部、教育部、财政总理会等机构及个人均有捐赠，至 1927 年夏，

1　朱佩珍（1848—1926），浙江定海人，字葆三，以字行，涉足金融、工商、航运等业，一生投资领域之广、创办企业之多，居 19 世纪末 20 世纪初工商界之冠，系清末民初上海显赫一时之工商界领袖，1911 年上海光复后任上海都督府财政总长，沪上传有"上海道台一颗印，不及朱葆三一封信"之语，后任上海总商会会长、宁波旅沪同乡会会长等职，一生热心公益事业。

2　韩国钧（1857—1942），江苏泰县人，字紫石、止石、子石，1913—1914 年先后任江苏省民政长、安徽省民政长，1922 年任江苏省省长，1925 年辞职归里。

3　虞和德（1867—1945），又名瑞岳，浙江镇海人，字洽卿，以字行，著名买办、航运商、银行家，近代上海工商界领袖，被称之"赤脚财神"，1924 年任上海总商会会长，1927 年另组上海商业联合会，任主席，与江浙财团其他头面人物资助蒋介石及其南京政府，曾先后任全国工商协会会长等职，1911—1941 年曾任宁波旅沪同乡会副会长、会长达 30 余年。

4　孙传芳（1885—1935），字馨远，山东历城人，直系军阀首领。

5　冯玉祥（1882—1948），原名基善，安徽巢县人，字焕章，西北军阀首领。

6　黎元洪（1864—1928），湖北黄陂人，字宋卿，中华民国第一任副总统，第二任大总统，1923 年辞职居天津。

7　张载阳（1874—1945），浙江新昌人，字春曦，号暄初，1914—1916 年任浙江台州镇守使，1922—1924 年任浙江省省长，任内关心、重视地方公益和慈善事业。

8　李组才，亦作李祖才，浙江镇海人，民国时期实业家、水利学家、工矿学家李晋（字组绅，以字行，亦作李祖绅）之弟，1918 年与叶星海、李组绅等于天津开设利济贸易公司，任总经理，此公司系天津首家对外贸易行。

医院先后募得善款达 13 万余元。[1] 在兰雅谷、任莘耕、教会及社会各界共同努力下，医院得以动工兴建，1926 年 11 月 5 日举行了住院新大楼奠基仪式，[2] 兰君逝世后一年即 1928 年住院新大楼结顶。1928 年秋，任莘耕为添置住院新大楼内部设施再次发起募捐，至 1929 年 12 月募得善款 8214 元，[3] 比如楼恂如经募 1250 元（含敦厚堂 800 元及楼恂如本人 450 元）捐赠新式骨科机床一架，[4] 徐维训（庆云）募助自动

1　此处所言捐款数 13 万余元，系依据任莘耕撰《华美医院新院募建之经过》，云："嗣于十三年冬，继续劝募至十六年夏，计先后捐得之款已达十三万余金"。《宁波华美医院征信录》等档案史料尚见更详细之捐者芳名，比如上述征信录所载《新院建筑费收入项下》云："以上至十八年十二月底，上计共洋十万零九千八百念（廿）九元一角五分"，上述募洋数虽较详实，不过亦非全部，其云："注意：上列各捐款，除大多数为个人捐助外，间有认募诸君，因为时过久，或有捐册遗失，未曾缴还本院者，致详细捐户芳名无从探悉，不能一一列入。兹除将捐册缴还本院之认募诸君将详细捐户芳名开列外，所有捐册遗失未曾缴还诸君只写认募者之姓名，不列其他捐户芳名，惟于姓名下不写助，而写经募二字以志识别，特此附告"。《本院收支总报册（1929）》列入之经募洋数亦如是，云："华善士助建筑费，银十万另（零）九千八百念（廿）九元一角五分"，可见上述 109829.15 元系华善士助医院建筑费。参见《华美医院新院募建之经过》《新院建筑费收入项下》《本院收支总报册（1929）》，刊载于《宁波华美医院征信录》，中华民国十九年，宁波市档案馆，编号：306-1-6。

2　吴华、高延丰《民国时期宁波华美医院住院楼建造始末》，刊载于《浙江档案》2015 年第 7 期，第 50—51 页。

3　《华美医院新院募建之经过》《宁波华美医院筹募设备经费办法》《新院设备费收入项下》，刊载于《宁波华美医院征信录》，中华民国十九年，宁波市档案馆，编号：306-1-6。

4　《楼恂如先生玉照并赞》云："本院近蒙楼恂如先生捐赠新式骨科机床一架，计银一千二百五十元，对于骨科手术方面极感便利，而于病人方面实惠尤多。具仰先生慈善为怀，疴瘰在抱，本院受赐之余，莫名感佩，敬志数言，以扬盛德，而留纪念……中华民国十八年十一月华钝任莘耕谨志。"参见《楼恂如先生玉照并赞》《新院设备费收入项下》，刊载于《宁波华美医院征信录》，中华民国十九年，宁波市档案馆，编号：306-1-6；《宁波华美医院建筑新院扩充设备募捐经过状况》。

电话总机，[1] 类似例子尚有不少。至此，中西社会各界为住院新大楼总计捐款近 30 万元，[2] 相关档案史料对此记载甚详，有关情况可以参见本书辑释之档案。1930 年 4 月 3 日，为纪念中西合璧风格之住院新大楼落成，举行了盛况空前之典礼，[3] 此时医院就医条件、环境焕然一新，而且诊疗设施亦得到了显著改善，院之设备，亦臻完备，最是鼎盛，可谓实现了兰雅谷以创设浙江无上医院之夙愿。

1　"此本院自动电话总机，计有分机二十五号，不必用人转接，可任意互向通话，总计美金九百七十二元八角四分，完全由徐庆云先生募助。"参见《宁波华美医院征信录》，中华民国十九年，宁波市档案馆，编号：306-1-6。

2　此处所言捐款数近 30 万元，系依据《华美医院历史》，云："一九二三年至一九二七年，兰医士奔波东西，以本院新建筑之必要，与宁波各界人士相筹商，以兰公与任莘耕医士之热忱服务，深得各界之同情，俟助者异常踊跃。今日巍巍之大厦，乃得成立焉，总计新院捐款全数为现银念（廿）九万九千九百六十元二角五分云"。上述所言总计捐款数，除了含华善士助款外，亦包括美国浸礼会、西善士助款额，根据《本院收支总报册（1929）》"收入"项云，是年"美国浸礼差会助，银六万元；西善士助基地费，银三万一千一百八十六元六角七分；华善士助建筑费，银十万另九千八百念（廿）九元一角五分；华善士助设备费，银八千二百十四元五分……华善士助门房建筑费连大钟，银一千四百念（廿）元"，上述三项华善士助款计 119463.65 元，其数即为《宁波华美医院建筑新院扩充设备募捐经过状况》所言之经募洋数，其云："以迄于今，大业告成，总计募捐经过为时凡六年，为程数万里，实得捐洋拾一万九千四百六十三元六角五分"。参见《华美医院历史》《宁波华美医院建筑新院扩充设备募捐经过状况》《本院收支总报册（1929）》，刊载于《宁波华美医院征信录》，中华民国十九年，宁波市档案馆，编号：306-1-6。

3　《华美医院新院落成礼》，刊载于《四明日报》1930 年 4 月 4 日。

二、对贫病者治疗费用给予减免

近代教会医院初设之际一般都有赠医送药之善举，这是早期教会医疗事业之显著特点，宁波华美医院亦如是。大多数教会医院早期多不收费或酌收少量诊疗及药费，除了本身慈善公益性质外，也是招揽病人，增强吸引民众之普遍做法。后来随着医院规模扩大，开支增加，资金不足情况显现，进入 20 世纪之后，在华教会医院大多都开始实行收费制度，不过对贫病者诊治仍给予减免甚至免费。宁波华美医院作为美国浸礼会所创建之教会医院，建院宗旨即本着耶稣救世之精神，救济贫病，更何况其创建与发展过程始终得到中西社会各界之巨额捐赠支持，故其以慈善医疗救济回馈社会自不待言。1920—1921年《宁波华美医院报告》所载《宁波华美医院章程》"（甲）门诊"规定之第一条："每礼拜二、礼拜五上午九时至十二时，门诊每人只取号金铜元四枚，药资量力酌收，贫者不取。"第四条："倘遇贫病、急病、服毒，一概不取号金，以示体恤病者。"第八条："凡持各善士所赠免费券到院求诊者，除礼拜日外，每日上午九时至十二时均可行用，毋庸挂号，并免医金、药资，午后无效。若遇急症，随时可用。""（乙）出诊"规定之第三条："星夜出诊及接收难产、救治服毒等症，医金照上加倍，但赤贫者不在此例。""（丁）院规"之第六条："本院宗旨救济贫病，凡确是贫乏者，本院查明后当减其费，或竟免费，惟住普通以上病房者不在此例。所有减费免费者，一体照常人诊治，决无歧视。"[1]1937年刊布之《宁波华美医院为修改门诊章则启事》第二条之规定："星期日门诊为上午十一时至十二时，号金一律国币一元，倘遇贫民急诊特别减免。"[2]上述医院诸规定均十分明确医院对于贫困弱者之救治给予减免乃至全免。此外，贫病者尚可依据上述《宁波华美医院章程》之相关规定，使用该院赠送之"免费券"得到救治，云此券专为赠送贫病而设，其免费规则如下："一、此券专为赠送贫病起见，由本院发给，如有好善诸君愿赠贫病者，可向本院接洽。一、持此券来院求诊者，除礼拜日外，每日上午九时至十二时均得行用，概免医金、药资，午后无效。若遇急症，不限时日。一、持此券到院者，可直入看症室候诊，毋须挂号。一、得此券者，准予诊治一次。"[3]对来自教会学校之人员，华美医院亦提供免费体检，院务会议有如下记录："凡教会学校如甬江、四明、三一、浙东、慕义等校来本院检查身体或X光暗室照等，不取费用（暂定）。"[4]

1939年华美医院与鄞县政府合办城区卫生所，华美医院代理院长丁立成兼任卫生所所长，该卫生所对贫困者也是给予减免相关诊治费用。据《鄞县政府、华美医院合办城区卫生所第一年年报》记载："门诊纳费：甲：挂号费初诊五分，覆诊三分。赤贫者由医师护士签发免

1 《宁波华美医院章程》，刊载于《宁波华美医院报告（第一期）》，中华民国九年，宁波市档案馆，编号：306-1-1;《宁波华美医院报告（第二期）》，中华民国十年，宁波市档案馆，编号：306-1-2。

2 《宁波华美医院为修改门诊章则启事》，刊载于《时事公报》1937年7月3日。

3 《宁波华美医院章程》，刊载于《宁波华美医院报告（第一期）》，中华民国九年，宁波市档案馆，编号：306-1-1;《宁波华美医院报告（第二期）》，中华民国十年，宁波市档案馆，编号：306-1-2。

4 《1936年11月2日院务会议记录》，宁波市档案馆，编号：306-1-14。

费证一纸，即可免费诊察，其医药费一概免收。本年度计初诊免费421人，覆诊免费1029人。乙：药费外科一律免收。施术仅收麻药费，内服药酌收；酌收标准按病人经济状况而异，有时仅取成本十分之三四，有时听随病人自愿量力酌给。贫困者一律完全豁免，终之使来所就诊病人，不致因经济关系有碍于治疗疾病焉。今年度计完全药费免收人数10830人。丙：一切预防注射，无须挂号，随到随行注射。一律完全免费。"城区卫生所减免之诊治费用，除了部分治疗收入抵支和鄞县政府每年拨补360元外，其余均由华美医院负担。[1]

同时，抗日战争期间华美医院联合中国盲民福利协会合作举办防盲砂眼诊疗所，依然为社会民众提供免费治疗。据《中国盲民福利协会、宁波华美医院合办防盲砂眼诊疗所工作年报》记载："所址与概况：本所设于宁波孝闻街二六三号，距望京路之华美医院近在咫尺，创立在抗战期间，与中国盲民福利协会合作……施诊手续：本所以简单免费之方式，即贫病就诊之手续，为维持秩序起见，凡就诊病人仅先挂一号筹，即可按照号数先后就诊，所有医药、敷料概以免费。凡学校团体、孤儿院、弃童所，无论远近，本所医师、护士前去矫治沙眼时，更无丝毫费用。是故本所之财务方面而无业务收入，全赖补助经费与拨补经费而维持其事业也……经费收支：本所经费来源向无的款，除由中国盲民福利协会补助之外，余款悉数向华美医院实支实

---

[1] 《鄞县政府、华美医院合办城区卫生所第一年年报》，宁波市档案馆，编号：306-1-20。

销"。[1]根据上述工作报告统计，民国三十七年六月起至三十八年五月底止（1948.6—1949.5），一年之内防盲砂眼诊疗所初诊病人 2930 人，复诊病人 20981 人，手术次数 5 次，合计 23916 人。

又比如，1948 年医院为 25 所学校学生开展 X 光检查服务，排查肺结核，是年医院工作报告云，对学生患者之全体家族给予免费检查，此外对学校卫生、防痨运动、简单治疗、防盲工作、梅毒防治、产前检查等予以免费及简便之手续，又卫生所每日上午有免费门诊治疗，一切针药等费皆为免费，至于住院病人之请求免费者，经医院福利事工部审核同意后酌情减免，是年住院病人受减免者共 293 人，门诊共 3497 人，共计国币 1013203000 元，又金圆 13555 元。[2]

三、抗战时期宁波华美医院维系之艰难

1937 年 7 月 7 日，日军制造了震惊中外之卢沟桥事变，标志着日本法西斯全面侵华的开始，中华民族由此开始了长达八年艰苦卓绝之全面抗战。上海、杭州相继沦陷，由于上海仍有租界存在，沪甬线航轮仍在通航，宁波成为当时内地各省物资之运转口岸和中国连接海外之主要通道之一，加之宁波是近代中国东南沿海重要港口城市，战略地位十分重要，地处东海前哨之宁波成为日军下一步觊觎重要目标。

---

1 《中国盲民福利协会、宁波华美医院合办防盲砂眼诊疗所工作年报》，宁波市档案馆，编号：306-1-38。
2 《宁波华美医院三十七年度工作报告》，宁波市档案馆，编号：306-1-34。

为了切断与宁波连接之重要海上交通补给线，日军派遣军舰封锁宁波沿海海面，出动军机轰炸，发动细菌战，派遣地面武装入侵。在此期间，宁波饱受日军蹂躏，华美医院亦因此面临着极为艰难之生存环境。

（一）医院财物、医护人员及病人安全受到严重威胁

1937 年 8 月 13 日淞沪会战爆发，杭州湾南岸之宁波不时能听到从北岸近邻上海传来之隆隆炮火声，华美医院开始陷入日军兵临城下之恐慌。8 月 14 日晚七时至十一时，医院连夜召开院务会议，研究备战："报告（丁院长）：[1] ①地井以藏药物之用，工成完毕……③五层楼药物已遣至一层楼贮藏室……⑤现已买就米七十石，煤 100 顿（吨——笔者据上下文意改）。讨论提案（非常时期）：……③四层楼及产科，女病房病人将暂遣至礼拜堂，礼拜堂由郁先生设计预备。④四层楼走廊及数房间内放沙泥袋。⑤本院及各职员住宅、护士住宅等各放半只铅桶大小之桶，内盛沙泥于屋之四周。⑥每晚六时半熄灯，护士以手电筒代用，护士台上在需要时可燃蜡烛，总夜班晚六时上班……⑨由医师及他职员轮流直（值）夜，专管惊报。⑩多买沙袋、沙泥、铅皮桶。"[2]

11 月 12 日，宁波市区开始受到日军狂轰滥炸，华美医院更加近距离地感受到了日军之残暴。16 日晚七时至十时，医院分析日军侵略局势和医院应对之策，决定附设护校停课二星期，并开始为医院迁避乡下作准备，该日会议记录云："讨论事项：……②护士学校授课暂停

---

1 "丁院长"，指丁立成院长，下同。

2 《1937 年 8 月 14 日院务会议记录》，宁波市档案馆，编号：306-1-16。

二星期。③紧急时候本院将如何处置：A.目下照旧维持原状；B.倘甬地发生战事或日兵上岸，则全体职员暂避乡下，先请马先生去预备房子；C.职员薪工倘有需用时，工友方面向郁先生商量预付一、二月，职员则向丁医师商量预付一、二月；D.倘本院职员都避乡下后，院内物品之保管事项由汤、施、斐诸先生计划。"[1] 12月15日，医院对躲避乡下作出具体安排："讨论事项：万一时局转紧，本院同人将如何应变案。议决：必要时暂时迁避乡村。至韩、王两女士应否留院工作，一层应由上海'差会应付事变委员会'决定之。迁乡时之工作分配如下：①计船装箱等由郁先生负责。②厨房碗碟等补由张君加道帮同厨房管理员负责整理之。"[2]

（二）医院陷入粮食、药品极其短缺之困境

受淞沪会战影响，药物和粮食输入宁波日渐困难，尤其到了1940年7月，浙江、福建沿海海面被日军严密封锁，宁波与外界失去联系，直至1945年9月宁波光复，医院一直面临药品和粮食短缺之困境。宁波沦陷后，日军为了以战养战，一方面严格控制宁波米粮并肆意掠夺粮食，另一方面又通过高价收购等手段诱使民众走私资敌，加之汪伪政府滥发伪币，以致宁波米粮价格飞涨，粮食极其短缺。以白尖米为例，1938年10月每石销售价10元，1941年3月上涨至60元，宁波沦陷后，米价更是疯涨，1941年10月为125元，1942年5月30日为220元，与1937年8.48元相比，上涨24.9倍。1945年7月2日

1　《1937年11月16日院务会议记录》，宁波市档案馆，编号：306-1-16。

2　《1937年12月15日院务会议记录》，宁波市档案馆，编号：306-1-16。

涨至 22 万元，8 月 25 日又涨至 70 万元，在三年二个月内上涨 6362.6 倍。[1] 对此，宁波华美医院自然也无法置身其外，医院缺粮少药，日常所用之纱布、酒精等基本药物也极为短缺。1937 年 8 月 14 日，院务会议记录云："讨论提案（非常时期）：……⑦棉花、纱布、火酒、橡皮膏均存货不多，请各部工作人员用时俭省。⑧洗疮用之棉球以 Normal Saline（指生理盐水，笔者注）代醇……⑨以升汞、来苏代火酒洗手。"[2] 1940 年，宁波发生严重粮荒，医院职员、工友生活陷入朝不保夕之困苦境地，医院决定自 10 月 19 日起实行二粥一饭制。[3]

到了 1942 年，物价继续飞涨，医院经费日益困难，采购也极其困难，所需之药品、粮食更是短缺，医院除了想尽办法节省粮食、药品、薪柴等消耗外，还准备裁员。是年 1 月 1 日会议记录云："报告事项：①汤院长报告医院一般经济情形，并谓本年度受战事影响，收入将较去年减少十美元，约占总收入四分之一。②郁先生报告新灶使用经过，并谓依目下柴价估计，较前全用大炉子每日可省六十元左右。讨论事项：①院长提：鉴于医院一般经济情形，各部应如何紧缩以节开支案。议决：请汤、丁、韩、郁、倪五人先就工友、护士两部作人事上之调整，以期酌减冗员而节支出。②院长提：目下外科用之药物供品来源极度困难，应如何设法案。议决：请汤、洪、马、钟四医生研究撙节办法。③院长提：医院一般供品来源困难，价格飞涨，应如

1　宁波市地方志编撰委员会编《宁波市志》（上册），北京：中华书局，1995 年，第 437、439 页。

2　《1937 年 8 月 14 日院务会议记录》，宁波市档案馆，编号：306-1-16。

3　《1940 年 10 月 18 日院务会议记录》，宁波市档案馆，编号：306-1-22。

何节省案。议决：请倪、何二君设法减少消耗。④院长提：厨房现用之烹饪灶应否设法改良案。（以下原缺文）"[1] 仅隔二天后，鉴于原有之二粥一饭亦难以为继，1 月 4 日院务会议决定，自 1 月 5 日起实行每日三粥制。[2] 即便如此，医院职工、病人之食米依然难以保障，1 月 30 日医院决定：一是动用医院特别费之全部，计 2000 美金用于采购粮食；二是自 2 月 1 日起，病人之陪员亦需自带口粮；三是裁员二人；四是自养小猪。[3] 一个月后，2 月 28 日医院又召开会议，依然是研究如何解决粮食短缺问题，决定：一是自 3 月 5 日起住院病人须交纳口粮；二是医院设立预备款用于采购粮食，择机存粮。[4] 向病人收取口粮虽是解决医院粮食不足办法之一，但毕竟有限，加之病人手中也没有多少余粮，3 月 6 日医院又召开会议，决定：自 3 月 15 日起向住院病房酌情增收饭金，另外医院继续储备粮食。[5] 8 月 11 日，依然研究如何解决粮食不足问题，为此修改医院简章，要求病人和陪员均须自带食米。[6]

笔者翻检华美医院档案史料时发现，1942 年 1 月 1 日至 8 月 11 日期间，半年多时间内医院共召开了九次院务会议，绝大多数主题均是研究如何应对物价尤其是米价上涨，以及如何解决药品和粮食短缺问题。由此可知，随着日军不断侵蚀宁波，华美医院一直深深地笼罩

1　《1942 年 1 月 1 日院务会议记录》，宁波市档案馆，编号：306-1-26。

2　《1942 年 1 月 4 日院务会议记录》，宁波市档案馆，编号：306-1-26。

3　《1942 年 1 月 30 日院务会议记录》，宁波市档案馆，编号：306-1-26。

4　《1942 年 2 月 28 日院务会议记录》，宁波市档案馆，编号：306-1-26。

5　《1942 年 3 月 6 日院务会议记录》，宁波市档案馆，编号：306-1-26。

6　《1942 年 8 月 11 日院务会议记录》，宁波市档案馆，编号：306-1-26。

于药品短缺与粮荒威胁之中，医院之维系可谓举步维艰。

四、宁波沦陷前华美医院救治情况

1937 年 8 月 13 日，日军侵略战火燃及上海，沪甬一衣带水，血脉相连，许多抗日前线负伤官兵将从上海乘轮船转移至后方宁波来救治或中转，华美医院立即参与伤员救治工作。淞沪会战爆发后之第二天，即 8 月 14 日，医院就承担了后防医院之重任，医院全员放弃休息，在岗工作。是日会议记录云："报告（丁院长）：……④本院担任后防医院，地点就是东门街以北及西大路西门外全区，并任北郊路救护……讨论提案（非常时期）：①本院职员及学生不得请假，议决照准。②本院职员及学生在紧急时，虽在休息时间，亦当上班。"[1] 同年 9 月 2 日又对职员在此特殊期间不得离职提出了要求："讨论事项：①护生在国难时期请假离院事。②职员离事。③护士学校紧急时处置之事项。议决事项：①对于护士回家之事：A. 医院方面希望全体护士继续在院服务；B. 倘若学生个人或家族有不得已事故，必须离院者，则随时可以离院；C. 对于尚在医院之学生，其应有之假期一律暂停，其应得之日期，待下学期假期时补给，或毕业时日期减少。②薪给之职员若在此急难时期离院者，作退职论。③对于护士学校急难时期之行政方面主持事项，组织小委办四人共同负责处理之。小委办：严涤、倪

1　《1937 年 8 月 14 日院务会议记录》，宁波市档案馆，编号：306-1-16。

素琴、朱旭东、郁云卿、院长为当然委员。"[1]据当时参与中国红十字鄞县分会救护队救护伤员工作之戴庆琦回忆，淞沪会战期间，从上海经宁波中转之伤员，先后不少十批，人数每批少则数十人，多至一二百人不等，"当时，宁波的大医院，如华美医院等几所医院的医师和护理人员也尽全力出动，救死扶伤"。[2]

　　据不完全统计，自 1937 年 8 月 19 日至 1941 年 4 月沦陷，宁波遭受日军轰炸多达 632 次，人员伤亡 3217 人。[3]此时之宁波急需战时救护，而华美医院作为一支重要救护力量一直奋战于伤员救治一线。1937 年 11 月 12 日日军开始轰炸宁波市区，死伤百余人，毁坏房屋百余间，据《时事公报》报道，华美医院收治负伤民众 6 人。[4]

　　1939 年 4 月 28 日，日机轰炸宁波灵桥附近之商业繁华地带，浙东商埠顿成死市。此次轰炸中罹难男女老幼 120 余人，伤者 270 余人，由各救护机关异送中心、华美、仁济、天生、普仁等医院治疗，于华

1　《1937 年 9 月 2 日院务会议记录》，宁波市档案馆，编号：306-1-16。

2　戴庆琦《宁波红十字会救护队救护抗战伤病员纪实》，刊载于《宁波文史资料》第 13 辑，1992 年，第 185—186 页。

3　浙江省宁波市委党史研究室编《宁波市抗日战争时期人口伤亡和财产损失》（上册），第 25 页。

4　伤员具体情况如下："韩韫征，年十七岁，男，伤头部。韩光洪，年十三岁，男，伤头部。徐阿雅，年十九岁，女，伤头部。以上住玛瑙路三十二号。张人骏，年二十五岁，男，伤头臀足，交通银行职员。赵龙瑜，年二十二岁，男，背脊骨折断，受机枪射伤，住市心桥四号，因访友罹难，生命甚危。任海祥妻，年三十岁，女，伤全身，住纪家弄。"参见《敌机五架昨袭甬，江北区损害惨重》，刊载于《时事公报》1937 年 11 月 13 日。

美医院接受救治者计 39 人。[1] 时隔二日，5 月 1 日日机再次轰炸灵桥两岸，罹难民众 28 人，受伤者 131 人，其中被送往华美医院救治者计 10 人。[2]

1939 年 12 月 12 日午后二时许，日机轰炸奉化溪口，投弹目标是溪口蒋氏故居丰镐房、文昌阁（蒋介石别墅）等地，蒋经国生母毛福梅于此次轰炸中遇难身亡，丰镐房女佣江山凤也不幸受伤，后被送往华美医院救治，得以幸存。江氏回忆："我在丰镐房主要负责照看蒋孝文，那年我才 19 岁，日本飞机轰炸溪口，大师母（毛福梅）被炸死，我的右腿被炸断，躺在地上，不能行动。敌机过后，我被人抬上汽车，送往宁波华美医院抢救治疗。住院期间，蒋经国曾来看望我，给我付治疗费。出院后，又给我一笔养抚金。"[3]

华美医院不仅承担了难民收治任务，而且为难民代付药费，1937 年 11 月 16 日院长丁立成报告："本院担任基督教协会关系难民收容

---

1 39 人具体姓氏如下：谢阿炳、史爱和、张小安、赖月土、姚家昌、沈文炳、邵荣富、林品章（死）、胡书红、王义敬、童志寿、杜周氏、无名氏（死）、无名氏（死）、施建康（死）、吴阿才、崔兴章、陆陈氏、李定海、戴来富、吴福康、竺阿康、余顺林、王阿富、徐阿宝、邱生云、林剑来、王文、陈金富、童阿富、竺善法、林更法、陆建棠、李水表、王德荣、任阿祥、李永法、桂宝法、徐阿生（死）。参见《日机轰炸宁波惨状》，刊载于《申报》1939 年 5 月 4 日；蔡益人辑录《日机七次轰炸宁波市区死伤者名单》，刊载于《宁波文史资料》第 12 辑，1992 年，第 244 页。

2 10 人具体姓氏如下：朱宗甫、戴开康、汤芝芳、陈邵氏、陈永远、吴世才、戴济忠、刘永香、陈安生、陈夏氏。参见蔡益人辑录《日机七次轰炸宁波市区死伤者名单》，刊载于《宁波文史资料》第 12 辑，1992 年，第 245 页。

3 胡元福、王舜祁整理《经国母亲毛福梅罹难记》，刊载于《宁波文史资料》第 12 辑，1992 年，第 92 页。

所病人之医务方面，对于医药费暂由医院代付。"[1] 在日军疯狂轰炸下，宁波民众伤亡惨烈，流离失所，急需救济，华美医院汤默思（Harold Thomas，1887—1967）医生为此积极向国际社会呼吁救助，据《申报》1939 年 6 月 3 日报道，国际救济会于是年批准了华美医院等机构有识之士发出之函请，决拨救济费一万元在甬理收容所，救济被炸难民。[2]

五、宁波华美医院为鼠疫救治所作出之特殊贡献

1940 年 7 月 17—21 日，日军从海上向宁波镇海发动大规模入侵，遭到了中国军民顽强反击，未实现占领企图。为了摧毁宁波军民抗战意志与配合下次进攻，石井四郎指挥 731 部队组成之远征队"奈良部队"、南京"荣"字第 1644 部队和侵驻杭州之日军华中派遣军第 22 师团联合作战，于 10 月 27 日下午二时左右向宁波城区投下鼠疫杆菌，实施了臭名昭著之细菌战。随之宁波中山东路以南，开明巷以北，开明街以东，太平巷以西地域内爆发鼠疫，鼠疫杆菌波及之处生灵涂

1　《1937 年 11 月 16 日院务会议记录》，宁波市档案馆，编号：306-1-16。

2　《国际救济会拨款救济甬灾》，刊载于《申报》1939 年 6 月 3 日。

炭，尸横遍野，日军犯下了无法饶恕之反人类滔天罪恶。[1] 直到 11 月下旬，疫情才基本得到控制，11 月 30 日焚毁疫区，12 月 1 日鄞县县政府发布通告，解除封锁。[2] 在这场历时 30 多天之鼠疫大灾难中，据调查，现可知姓名之感染鼠疫身亡者就达 135 人，焚毁疫区房屋 144 间，地面面积约为 5000 平方米，[3] 疫区仅存一堆瓦砾废墟，被后人称之为"鼠疫场"。[4]

1　关于此次鼠疫之情况，可参见孙金铭、倪维熊《日本侵华战争中的罪行——宁波鼠疫的发生和经过》，刊载于《宁波文史资料》第 2 辑，1984 年，第 174—180 页；王祖同《抗日战争时期宁波鼠疫纪实》，刊载于《宁波文史资料》第 2 辑，1984 年，第 181—195 页；黄可泰、吴元章《惨绝人寰的细菌战——日寇把宁波作为"黑色疫魔"最早试验场的罪恶史实》，刊载于《宁波文史资料》第 12 辑，1992 年，第 1—7 页；黄可泰、吴元章主编《惨绝人寰的细菌战——1940 年宁波鼠疫史实》，南京：东南大学出版社，1994 年，第 1—112 页；宁波市地方志编撰委员会编《宁波市志》（下册），北京：中华书局，1995 年，第 2041—2049 页。

2　参见《鄞防疫处今晚焚毁疫区》，刊载于《时事公报》1940 年 11 月 30 日；《鄞鼠疫区昨晚全部焚毁》，刊载于《时事公报》1940 年 12 月 1 日；鄞县县长俞济民签发之《鄞县县政府布告》，刊载于《时事公报》1940 年 12 月 1 日。

3　浙江省宁波市委党史研究室编《宁波市抗日战争时期人口伤亡和财产损失》（上册），北京：中共党史出版社，2015 年，第 18 页。

4　近年侵华日军在宁波细菌战暴行再添新证，2011 年 10 月 15 日，日本"NPO 法人 731 部队细菌战数据中心"理事奈须重雄在东京新港区举行之"细菌战受害者证言听证会"上披露，他从日本国立国会图书馆关西分馆发现了原 731 部队军医、日本陆军军医学校防疫研究室金子顺一于 1943 年 12 月完成之《PX（感染鼠疫的跳蚤）效果测算法》，此文较全面记录了 1940—1942 年日本 731 部队在中国所实施之细菌战实战数据，述及 1940 年 10 月 27 日 731 部队在宁波上空撒播 2 公斤鼠疫菌，一、二次感染死亡人数达 1554 人。参见陈锐《侵华日军发动细菌战再出新铁证》，刊载于《参考消息》2011 年 10 月 17 日；《当年宁波受害人数达 1500 多人》，刊载于《宁波晚报》2011 年 11 月 20 日；〔日〕奈须重雄著，罗建忠译《日军细菌战罪证新资料：〈金子顺一论文集〉的发现及其意义》，刊载于《武陵学刊》2012 年第 3 期，第 80—83 页；朱清如《侵华日军衢州、宁波细菌战致死居民人数考》，刊载于《军事历史研究》2015 年第 1 期，第 35—40 页。

日军这次在宁波上空投下之鼠疫杆菌，呈现出毒性强、感染者死亡快、死亡率高等特点，[1] 加之疫区处于商铺众多、人口密集之商业地段，鼠疫传播极为迅速。起初，包括华美医院在内之诸医疗机构，并不清楚患者感染的是日机投下之鼠疫，鼠疫被误诊为恶性疟疾等流行疾病，对感染者施用奎宁抗疟药、各种注射疗法及中医各种方药等救治办法后，均不见效，[2] 疫情形势日益严峻，确诊疫病才能为后续治疗和防疫工作提供决策依据。随着疫病扩散，这项工作刻不容缓，华美医院承担了此次传染疫症治疗和防疫中心之重任，院长丁立成于11月1日前后最先从患者王仁林之淋巴腺穿刺液染色图片镜检中找到了典型之鼠疫杆菌。时任国民政府卫生署防疫处处长容启荣1941年所撰之《浙江鼠疫调查报告书》，云：民国二十九年"同日（十一月一日），又有患者二人，赴该县华美医院就医，据云系于十月廿九日及卅一日发病，其临床诊断为鼠疫……鄞县华美医院丁院长取患者王仁林淋巴腺肿穿刺液制作涂抹标本，用美兰染于显微镜下发现两端染色较深之

1　1940年11月5日出版《时事公报（防疫专辑）》第一版刊发之鄞县卫生院《对于鼠疫之防治措置》云："迄今日尚未见染病者有治愈之希望，其毒性之烈，实可惊人！"11月16日出版《时事公报》刊发之鄞县防疫处防治组张方庆《鄞县鼠疫近况与未来之预防》一文，对当时疫情有如下报告："兹据调查所得，疫区自中山东路二四八号，经开明街至东后街一四二号止……几毗连之家，无一能幸免者，且发病皆在十月三十日至十一月十日之十日间，其传染力之大，见此正可推测一般矣！就死亡率而言……除现在甲部有二三人有全愈希望外，其余皆已死亡或将要死亡，其死亡率之大，亦可惊人。"

2　1940年11月4日出版《时事公报》刊发之《东后街之传染病断系鼠疫，疫区已加封锁》云："又据某医师，尔曾经诊视一患此疫症之八岁孩童，最初由某医师诊视，因其头疼畏寒，以为恶性疟疾，当打奎宁针两枚，未见效。至余处求诊，亦以为疟疾，经注射奎宁针一枚，亦未见愈……现该孩业已死亡云云。"

肥大短小之'鼠疫杆菌'。"[1] 随后，丁立成院长又于 11 月 3—4 日通过对鼠疫感染者俞元德之血液和淋巴腺穿刺液进行细菌化验和分析，至迟于 11 月 5 日率先通过细菌学检验手段正式确诊了鼠疫。此事对于疫病之救治和防控甚为关键。

华美医院院长丁立成（该院化验技师许国芳负责具体检验）不仅最先通过镜检找到了鼠疫杆菌，而且经过鼠疫细菌学常规检验程序确诊了此次疫情为世上最烈性之传染病——鼠疫，为后续救治感染者，并及时采取有效防控措施赢得了十分宝贵之时间，挽救了无数人之性命，其功甚巨。

华美医院是当时参与宁波鼠疫防治之十一家工作队团体之一，也是承担防疫重任之三家医院之一。[2] 根据鄞县防疫处统一部署，至 11 月 29 日华美医院医护人员与其他甬上卫生技术人员共同承担了 23343 名民众疫苗注射之艰巨任务。[3]

此次宁波鼠疫从当时疫情之严重及后来处置之效果来看，疫情没有出现蔓延，处置较为成功，华美医院在疫病防控、感染者救治等工作中均贡献颇多，功不可没。尤其是院长丁立成不仅率先确诊鼠疫杆菌，还直接参与鄞县防疫处等机构之组织领导工作，带领社会各界开展鼠疫救治、宣传，系此次宁波鼠疫防控、救治之核心人物，发挥了十分关键之作用，为时人所称道。1940 年 11 月 11 日浙江省卫生处陈

1　容启荣《浙江鼠疫调查报告书》，转引自黄可泰、吴元章主编《惨绝人寰的细菌战——1940 年宁波鼠疫史实》，第 76—77 页。

2　容启荣《浙江鼠疫调查报告书》，转引自黄可泰、吴元章主编《惨绝人寰的细菌战——1940 年宁波鼠疫史实》，第 79 页。

3　鄞县县长俞济民签发之《鄞县县政府布告》，刊载于《时事公报》1940 年 12 月 1 日。

万里处长有如下评价："省方对于宁波发生鼠疫非常关切，因为鼠疫较任何病症为危险，以是俞县长回甬之际，省方即派王科长先来，以便即行协助工作。兄弟到甬后，印象极为良好，因为县府章秘书及丁、张二院长等，对于防治鼠疫工作，已有严密计划，必需工作皆已次第进行，且甚迅速，这是值得欣喜的事。"[1] 华美医院丁立成院长之贡献，由此亦可见一斑。

六、宁波沦陷后华美医院救治工作

1941 年 4 月 19 日，日军于浙东沿海之镇海、石浦、海门、瑞安实施登陆，发动了宁绍战役，其作战目的是封锁浙江沿海海面，掠夺物资，并占领宁绍地区。4 月 19 日镇海沦陷，20 日宁波城区沦陷，22 日慈溪县城沦陷，23 日奉化、余姚县城沦陷。日军于所到之处烧杀淫掠，无恶不作，宁波进入了暗无天日之日本法西斯统治时期。1945 年 9 月 15 日，侵占宁波之日军投降代表宇野节在江东白鹤桥附近与国民政府代表陈沛进行"洽降会谈"，9 月 16 日日军撤出，宁波光复。在长达四年五个月之沦陷期间，宁波生存环境更加凶险和困苦，但华美医院一直没有撤离，自始至终与宁波民众共存亡，医院医护人员不顾生命危险，忠守职责，坚守岗位，夜以继日地救治疾苦。

---

1 《澈底清除鼠疫，成立疫区善后会》，刊载于《时事公报》1940 年 11 月 12 日。

（一）为四明山敌后抗战支援急需药品

宁波沦陷后，原有地方军政机关纷纷撤迁至四明山区，于敌后深山密林之中坚持抗战，除了对抗日敌、汉奸和匪徒，抗日军民还面临着各种传染病之严重威胁。游击区环境恶劣，卫生条件差，流行着诸如疟疾、痢疾、疥疮等各种容易传染之疾病，成为敌后将士、民众难以解除之苦难与折磨。为了救治伤病，余姚流亡县长蔡竹屏受命于大岚山组建伤病医院，然药品严重短缺，华美医院虽然无法前往敌后疗伤治疾，但于幕后冒险为抗日军民输送药品。蔡竹屏回忆："疟疾像毒蛇一样缠着士兵和学生。他们刚发过高热就须荷枪上岗。痢疾、肠炎也非常普遍。最讨厌人的是疥疮，几乎每个人都生着，我生了疥疮抓痒时，恨不得把自己周身的皮剥去一层。我们虽有医护人员，但办不到药品，这种灾苦是不易被人察觉和理解。宁波和余姚往内地做生意的人们，他们知道我们这些病痛，把我们疾苦传到宁波余姚两地医师的耳朵里，医师热忱地同情我们这批流亡受苦的公务员。宁波华美医院的丁立成先生和余姚惠爱医院的路萌棠院长，冒了危险，化了名，写了信，买了很多药品，托王宪成、朱起隆先生带到山头来。于是我们有了奎宁，有了红汞、碘酒和常用药品，使游击区的卫生条件好得多了。"[1] 由此可见，华美医院院长丁立成等人冒着生命危险，冲破敌人封锁线，及时给医院送来当时所急需之短缺药品，恢复了敌后抗日军

1　蔡竹屏《流亡在四明山上》，刊载于《宁波文史资料》第 12 辑，1992 年，第 204—205 页；戴光中《与百姓同流亡——记抗战中的余姚县长蔡竹屏》，刊载于《宁波文史资料》第 16 辑，1995 年，第 119—120 页。

民之健康，振奋了国人共赴国难家仇之信心，鼓舞了前线战士英勇杀敌之士气。

（二）坚守沦陷区赈济和诊治贫病

1941 年 12 月 7 日，日军偷袭珍珠港，美日正式开战。自此，于宁波沦陷区从事医疗服务工作之医院美方人员也面临着生命危险。即使如此，汤默思医师、韩碧玲（Willie Pauline Harris，1897—1977）护士等美方医护人员与中方医护人员并肩坚守于医院。华美医院于宁波沦陷期间之医疗救治工作，不仅没有因处于敌人势力之下而减少，反以当时民众之困苦而增多。

1937—1945 年间，医院每年门诊病人数均超过 1936 年，均在 20000 人以上，其中 1940 年超过 40000 人，大多年份住院人数与 1936 年基本持平，其中 1939—1941 年均在 2000 人以上。1939—1941 年间，门诊病人和住院病人较其他年份急剧增加，一是因为这几年日军频繁轰炸宁波，包括 1940 年 10 月投掷鼠疫杆菌；二是由于卫生条件恶化，各种疾病横行，1938—1945 年间华美医院年诊治各种传染病人数在 15000 人左右。1945 年之《华美医院治疗统计各部工作数字报告》云："查抗战期内之八年中，检讨各种传染病，以疟疾、花柳、肺痨等症增加最多，较战前约增一倍有奇。"[1] 综上，因日军侵略，宁波战事频仍，民众疾苦深重，华美医院接诊或住院病人也由此增多，由此也可看出华美医院救治民众之贡献。

---

1 《华美医院治疗统计各部工作数字报告》，宁波市档案馆，编号：306-1-29。

如上文已言，就是到了医院经费已非常拮据之 1942 年，华美医院仍在坚持赈济沦陷区之贫病民众，是年 2 月 28 日院务会议有如下议案："汤院长提：本院救济事业应否照常推进，请核议案。议决：每月自经常费下拨支二千元专作恩施之用，即每病室设置恩施床两张（每床以二百元计），专为救治贫病之用。"[1]

七、创办宁波华美医院附设护士学校

宁波华美医院附设护士学校是宁波近代历史上第一所从事护理教育之学校，是宁波西医护理教育之肇始。随着华美医院规模扩展和声誉日升，来院诊疗病人亦渐渐增多，由此护理工作量也逐年增加。为解决医院护理工作之实际需求，一方面，增派来华护理人员；另一方面，考虑创办护士学校，就地培养护理人员，以满足医院专业护理人员不足之问题。

1914 年，施美士（Harriet N. Smith）来到医院创办教会学校，开始培训护士，这是该院附设护士学校之起源，1936 年护校经浙江省教育厅和中央教育部核准登记在案。宁波沦陷后，护校在医院掩护之下，销声匿迹，继续科程，故得免于日伪侵扰。抗战胜利后，1946 年 2 月 8 日奉到教育厅指令章字第 1050 号准予恢复。1947 年国民政府考选委员会（考选部）《全国公立及已立案之私立医药护助学校清册》

1　《1942 年 2 月 28 日院务会议记录》，宁波市档案馆，编号：306-1-26。

载其校名作"浙江鄞县私立华美高级护士职业学校"。[1]1952年秋与浙江省宁波医院卫生学校合并成立浙江省宁波卫生学校。[2]此后该校历经多次变更，现为宁波卫生职业技术学院，迄今仍是宁波市一所培养高端技能型卫生技术及健康服务专门人才之全日制国有公办普通高校，继续承担着护理教育之重任。

作为诞生于近代中国之西式护士学校，宁波华美医院附设护士学校之办学实践亦在一定程度上反映了我国近代护理教育初创时期之情况，具体特点如下：

（一）管理工作主要由教会领导或负责

1925年宁波华美医院附设护士学校正式归属中华基督教浙沪浸礼会领导，并领取教会津贴。1930年宁波华美医院财产移交中华基督教浙沪浸礼会，医院具体管理工作由医院院务委员会负责，作为医院附设护士学校亦同样归属中华基督教浙沪浸礼会领导，直至宁波解放后，仍有一段时间护校尚沿用中华基督教浙沪浸礼会与华美医院双重领导之管理体制。就内部管理而言，护校实行学校董事会、华美医院院务委员会领导下之校长负责制，校董事会是学校最高决策机构和权

1　抗日战争胜利之后，护校于1947年向浙江省教育厅呈报之《报告事项》，宁波市档案馆，编号：306-1-32。

2　《宁波市第二医院全宗介绍》，宁波市档案馆，编号：全宗号306；1990年12月完成之《浙江省宁波卫生学校全宗介绍》，宁波市档案馆，编号：全宗号335；1990年12月完成之《浙江省宁波卫生学校沿革》，宁波市档案馆，编号：全宗号335；2002年6月8日完成之《浙江省宁波卫生学校组织沿革（1981年至1985年）》，宁波市档案馆，编号：全宗号335；《浙江省宁波医学专科卫生学校》，宁波市档案馆，编号：335-9-2。

力机构，负责对护校重大问题进行决策，享有学校经费之筹划、预算决算之审核、财产之保管、财务之监察等职权，[1] 并监督校长贯彻实施这些政策。护校校长具有一定办学自主权，负责学校日常运行，对校董事会负责。

（二）护校初创时期校长一般由外籍护士担任或负责

护校首任校长是施美士，其任期内护校办学逐渐规范化，1920 年春，施美士于欧文（Emma S. Irving）协助下，护校于中国护士会注册，成为当时全国为数不多之注册护校之一。之后韩碧玲、霍坎森（Esther Hokanson）、文爱美（Maxine M. Whited，1902—1997）曾任护校校长。1928 年任彩月任护校校长，是首任华人校长，朱旭东（Florence Chu）、倪素琴、王秀霞等亦担任过护校校长。

（三）招生条件、学制和学生待遇方面与同期在华护校相似

为了培养高素质护理人才，护校选拔学生条件较为严格。学生入学前要参加体检和文化课考试，考试科目有数学、语文、物理和化学。护校学制为三年半（试读六个月，肄业三年），分春秋二季招生，

1　1937 年 4 月 14 日修改之《校董会章程》云："1. 定名：本会定名鄞县私立华美高级护士学校校董会。2. 宗旨：本会秉承创办人之意旨，根据教育部之定章经办本护士学校为目的。3. 董事数额：本董事会人数规定九人，其中华董至少须六人。4. 任期：本会董事任期分为一年、二年、三年三组，用抽签法决定。如有中途离职者，得另选递补，以原任校董之任期为任期，任期满后连选得连任。5. 职员：本会设主席一人，书记一人，及司库一人，任期为一年，于每年年会时选举之。以主席、书记及司库为常务委员会。6. 职权：本校董之职权在左：（1）经费之筹划；（2）预算、决算之审核；（3）财产之保管；（4）财务之监察。"参见《校董会章程》，宁波市档案馆，编号：306-1-16。

前六个月是试读，主要考察学生是否适合护士职业。试读半年内要学习相关课程，如解剖生理学、公共卫生学等，还要接受个人卫生、身体素质考察。试读期后，经过文化考试和身体检查合格之学生，接受"戴冠礼"后正式成为护士学员。试读期内学生伙食费自理，试读不合格者退学，合格者则能免学费、书费及伙食费，并发给校服。

（四）办学初期招生困难，男女兼收，办学条件差

近代在华西式护校，办学初期招生一般较困难，宁波华美医院附设护士学校也概莫能外。护校创办之初，也面临着难以招到学生之困境，因时人认为女孩无须接受教育，而护理工作又被视作只适合于那些不讲卫生、贫困、无知女人才去做之仆人工作。加之护校对就读学员尚有经济条件方面之要求，比如要自备手表，此物对当时人而言乃是稀罕物、奢侈品，故经济条件一般之人只能望而却步，且当时护校缺少教室、教学设备及学生住所，其招生难度可想而知。直至1930年护校搬入华美医院住院新大楼后才开始逐步改善，学员逐渐增加，比如1946年护校一、二、三年级在读生33人，试读生26人，合计59人。[1]

---

1 Margaret Thomas Beal, Barbara Thomas Jones & Harold Thomas, *A History of the Hwa Mei Hospital 1843—1950*, pp. 25—27；护校《报告事项》，宁波市档案馆，编号：306-1-32;《华美护校历届毕业生名单》，收入宁波市第二医院编著《世纪华美 厚德鼎新——宁波市第二医院建院170周年纪念》，杭州：浙江人民出版社，2014年，第339—343页。

（五）学习内容与教学方法重视学理和实践操作技能培养

护校课程、教材、考试均依照教育部颁发有关标准组织实施，护校开设解剖生理学、药物学、实用护病学、内科护病学、护理伦理学、病室管理等护理基础课。[1] 鉴于西医教育特殊性，宁波华美医院附设护士学校非常注重英语教育，英语是必修课，医院医嘱、病历记录、检查报告、护士交班记录等均以英文书写。[2]

课程及训导方面，护校坚持"学理与实习并重，注重学生个性与操行，并期贯彻护士伦理"，[3] 除了理论学习之外，也重视学生实际操作能力培养，学生模拟护理实践之后仍须于华美医院接受兼职护士锻炼，检验所学课程。[4] 由于护校美籍校长施美士、文爱美平时对学生要求严格，1925 年 8 月 1 日还曾闹过学生集体离院风潮。[5] 到了第三年，学生须驻院轮流值夜班，以两个月为期。护理学是一门实践性很强之专业，强化实践教学，不仅有利于学生熟练掌握各项基本护理操作技能，同时也有利于培养和锻炼护士职业应有之机警、沉着和应变能力。经过三年半学习和实践，学生须参加护校组织毕业考试，成绩合格后还须参加全国护士会考，会考合格后才能毕业及获得毕业证书。[6]

1　1948 年 7 月 11 日宁波华美医院丁立成院长签发王秀霞《离职证明书》，宁波市档案馆，编号：306-1-35。

2　胡菲、陆艳羽《袁芳梅：六十年前的护校生活》，刊载于《宁波晚报》2009 年 5 月 10 日。

3　护校《报告事项》，宁波市档案馆，编号：306-1-32。

4　胡菲、陆艳羽《袁芳梅：六十年前的护校生活》，刊载于《宁波晚报》2009 年 5 月 10 日。

5　《华美医院之风潮》，刊载于《申报》1925 年 8 月 3 日。

6　护校《报告事项》，宁波市档案馆，编号：306-1-32。

（六）学生日常生活注重礼仪文化，具有浓厚基督教色彩

护校对学生生活管理较严格，从服装到礼仪，均有规定，比如不准留长发，要剪齐耳短发；不准佩戴耳环、项链等首饰，但须佩戴自费购买手表以便测心率、呼吸；白袜配白鞋，黑袜配黑鞋；校内遇到高年级同学或医院职员同行时须打招呼问好，主动退后让步。[1]

护校亦开展各类课外活动，比如各种球类运动以及学生自治会所举行之演讲、音乐、学术等比赛。基督教灵修方面，学生除了每周参加一次《圣经》课之外，每周尚须参加医院例行礼拜三次。据统计，1946 年护校在校生计 59 人，其中基督徒 39 人，慕道友 8 人，毕业生均是基督徒。[2]

（七）护校毕业生人数虽不多，但培养质量较好

为了确保人才培养质量，护校对学生实行较为严格之学业考核，1925—1952 年间共计 28 届学生，毕业者为 247 人，平均每届毕业生不超过 20 人。[3] 尽管连年战乱给护校发展带来很大困难，但由于执行严格管理制度和考核标准，使得护校人才培养质量得到了良好保证。1932 年，学生朱旭东荣列全国护士会考第一名。1935 年，学生聂璧君（Frances Neih）又荣列全国护士会考第一名。1946 年，学生护士

---

1 胡菲、陆艳羽《袁芳梅：六十年前的护校生活》，刊载于《宁波晚报》2009 年 5 月 10 日。
2 护校《报告事项》，宁波市档案馆，编号：306-1-32。
3 《华美护校历届毕业生名单》，收入宁波市第二医院编著《世纪华美 厚德鼎新——宁波市第二医院建院 170 周年纪念》，第 339-343 页。

会考成绩冠浙江省之首，为此得到当时浙江省教育厅、中央教育部之嘉奖，被列为"浙江省优良职业学校"，并获得蒋介石委员长拨发全国优良职业学校之奖励金。[1] 护校毕业生为各大医院所乐予聘用，足迹遍及全国各地，[2]1948 年韩碧玲报告云："各毕业生中，曾在外埠服务，惟时常来校拜访，一见母校，喜形于色，询诸工作，并皆有优良之表现云尔。"[3] 当然被华美医院留院从事护理、教学或管理工作者更是有之，成为护理骨干人才，比如上文所言之朱旭东毕业留校后就曾任护校校长及医院护士长等职，[4] 倪素琴毕业后历任护校教员、教务长、校长，并兼医院护士主任等职，丁庭训毕业后曾任华美医院各病室护士

1　护校《报告事项》云："学生会考举办之演变与过去之情形：本校学生会考事项向由中国护士学会举办有年，凡会考及格者发给证书，手续简便，迨至卅五年第二学期，奉省教育厅训令，奉教育部令，单独举办全国护生会考，仰遵照办理等。因本校奉经遵令参加会考，结果成绩颇佳，嗣奉教育厅嘉奖，谓本校成绩为全省冠，惟嗣凡会考事宜皆归教育部径转教育厅办理。本校列为本省优良职业学校之一：查本校业经教育厅之检定为本省优良职业学校六校中之一校，将获得蒋委员长拨发全国优良职业学校之奖励金。"参见《报告事项》，宁波市档案馆，编号：306-1-32;《宁波华美医院三十七年度工作报告》，宁波市档案馆，编号：306-1-34。

2　护校《报告事项》，宁波市档案馆，编号：306-1-32;《宁波华美医院三十七年度工作报告》，宁波市档案馆，编号：306-1-34。

3　《宁波华美医院三十七年度工作报告》，宁波市档案馆，编号：306-1-34。

4　1948 年 10 月 30 日华美医院丁立成院长签发朱旭东《服务证明书》云："护士长朱旭东，现年四十一岁，系浙江省吴兴县人，自民国三十六年七月起至民国三十七年十月止，于上开（一年四个月）期内在本院服务，成绩优良，特给证书，以资证明。"宁波市档案馆，编号：306-1-35。

主任。[1]

八、结语

宁波华美医院作为一所具有一定慈善性质和功能之医疗机构，既源于教会医院之办院宗旨，也得益于中西各界之资助，确系中西善士和机构所共建。无论是上文言及之募集经费购置爱克司光镜等先进医疗设备，还是筹建华美医院住院新大楼，都可以看到包括本院医护人员在内之中西各界之重要作用。甬人素有乐善好施之传统，好义仁爱蔚然成风，一部华美医院百年创建史就是一部包括甬上在内之中西各界共同捐资建院史，华美医院与中西善士、机构成为推动近代宁波社会医疗卫生事业发展之重要力量。

华美医院作为一所美国基督教教会创办之西式医院，引进了西方医术、西药和医院制度，开创了近代宁波西医医疗事业。得益于中西社会各界之关心和支持，医院迅速发展成为宁波之重要医疗机构，医院设施、设备先进，拥有解剖活动医床、培养细菌伏箱、骨科机床等

1　1945 年 12 月 31 日华美医院丁立成院长签发丁庭训《服务证明书》云："查护士丁庭训，年二十四岁，浙江省镇海县人，自一九四三年五月在本院护士学校毕业，后继续在本院服务，担任各病室护士主任，直至一九四五年十二月份，于上开期内成绩优良，特此证明如右。"宁波市档案馆，编号：306-1-29。1947 年 7 月 11 日华美医院丁立成院长签发丁庭训《服务证明书》云："护士丁庭训，现年廿五岁，系浙江省镇海县人，自民国卅二年六月起，至民国卅四年十二月止，于上开（二年七个月）期内在本院服务，成绩优良，特给证书，以资证明。"宁波市档案馆，编号：306-1-31。

器械，20世纪30年代就建有先进手术室，可以使用爱克司光镜为患者检查身体，1947年又从美国购得心脏检查器。[1]同时，医院医疗技术力量亦较强，有一批外籍医生、护士从事医务工作，护理人员大都受过正规专业培训。医院运用先进西医技术为病人诊治，减轻了病人生理痛苦，挽救了社会大众生命。尤其在抗日战争时期为抵抗日军细菌战等方面发挥不可取代之作用，对当时战事频仍、缺医少药之宁波民众而言，无疑是雪中送炭，弥足珍贵，故而医院对于提高近代宁波医疗卫生水平无疑具有重要贡献。

　　基督教作为一种外来文化，从其入华之始就存在着如何与中国本土文化调适问题。基督教传教士在华从事医疗救济活动除了源自对贫苦、病弱者之同情，服从上帝拯救世人之旨意外，亦是为了在华树立基督教之仁爱形象，有利于基督福音之传布。宁波华美医院规定，患者于门诊施诊之前，须先入院内之讲道处听受传教士宣讲福音，《宁波华美医院章程》"（甲）门诊"规定之第六条明确云："本院施诊期内，凡挂号后须先入讲道处静听圣道，以为修德养心之助。"[2]对于疾病缠身之患者而言，其心理、生理都处于脆弱状态，急需精神慰藉，容易从传教士宣道之中找到寄托和安慰。华美医院对病人之良好疗效及照料，加之医院布道员富有感召力之宣教，随着病人痊愈，便对医院与基督教产生好感，遂乐意接受而皈依，实现医疗传教之目的。

1　《宁波华美医院一九四七年度工作报告》，宁波市档案馆，编号：306-1-33;《华美医院购到心脏检查器》，刊载于《大报》1947年11月5日。

2　《宁波华美医院报告（第一期）》，中华民国九年，宁波市档案馆，编号：306-1-1;《宁波华美医院报告（第二期）》，中华民国十年，宁波市档案馆，编号：306-1-2。

1849 年

道光二十九年（1849）
汤厚生与美国浸礼会立典卖地契

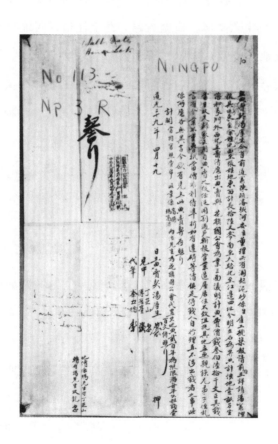

【释文】

立典卖契

汤厚生今有前道宪陈，疏浚城河，委生董理，所有淘起泥砂，系生雇工挑筑，报请前县主详请藩宪升粮，其地东至徐姓地，西至张姓地，东西计长十六丈零，南至大路，北至江边，四址分明，立石为界，共计该地一亩另（零），[一]坐落和义门外西北五啚，情愿出典卖与花旗国公会为业。三面议明，计典卖价钱三百六十千文正，其钱当日收足，归家正用。自典卖之后，任从开割、过户、输粮、管业、造屋、居住，不致阻执。其地并无亲族、兄弟、子侄乱言有分（份），[二]业不重叠，抵当价非利债准折。如有违碍等情，俱是得钱人自行理直，不涉出钱者之事。此系两愿，各无异言，今欲有凭，立此典卖契，存照行。

计开：

当附官照一纸，此业系高德、玛高温两位先生为花旗国公会代置，[三]其地典二百年为限，限满每年出租钱一百文，并照行。

道光二十九年四月十九日立典卖契：汤厚生（押）押

见中：丁芝山（押）

傅夒（？）台（押）

代笔：秦五桥（押）

地价系玛先生付，丁芝山转付汤先生收讫。（押）

契吉行。

【校记与考释】

[一]"另"，据文义校作"零"，下同，不另出校。

[二]"分"，据文义校作"份"，下同，不另出校。

[三]"高德"，Josiah Goddard，1813—1854，美国浸礼会传教士；"玛高温"，Daniel Jerome Macgowan，1814—1893，美国浸礼会传教士。

【说明】

（一）此契见添注"NINGPO""No.113""Np.3R"，前者系"宁波"英文拼写，后二者应是地契编号，下同。

（二）此契见西人英文数行，字迹甚模糊，识得"wall gate""remitted payment of three hundred and sixty thousand cash for the owner Mr. Tong"数语。

（三）此契加盖民国十四年鄞县地方审判厅登记处印，相关数字采用账码书写，下同，其印文如下：

鄞县地方审判厅登记处
登记簿第 14 册第 163 页第 413 号
中华民国十四年九月廿四日收件第 185 号

1850 年

道光三十年（1850）
董肇龙与美国浸礼会罗尔梯立久远出租屋契

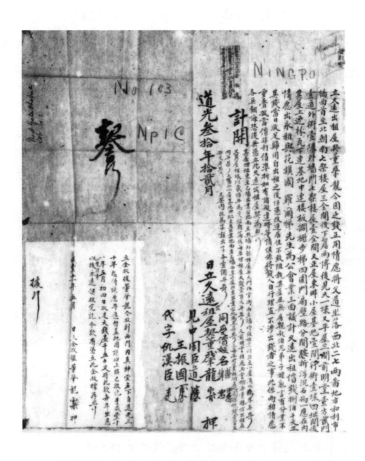

【释文】

立久远出租屋契

　　董肇龙今因乏钱正用，情愿将父遗坐落西北二、七两啚地方和利市桥西首，坐北朝南七架楼屋三全间，后下檐两博，后见天一埭，又平屋三间，前明堂一方，二门一道，外衔（巷）一埭，外墙门七架楼屋一全间；又正屋东畔小屋基地一间，行衔（巷）一埭，四址开后，其屋上连椽瓦，下连基地，中连楼板、搁栅、步梯，四围门扇、壁络、分间、腰折、浮沉、石砌一应在内，情愿出永租与花旗国罗尔梯先生为公会业。[一]三面议计，久远出租价钱八百千文正，其钱当日收足归用。自出租之后，任凭改造、居住，不致阻执。其屋并无房亲、叔伯、兄弟、子侄乱言有分（份），业不重叠，抵当价非利债准折。如有诸般违碍等情，俱系得钱人自行理直，不涉出钱者之事。此系两相情愿，各无翻悔，恐后无凭，立此久远出租屋契，为照行。

　　计开：

　　其屋四址，东至己墙出业公地，南至照墙外孙姓屋并大门外官街，西至墙外张姓宗祠，北至小屋滴水为界，并照行。

　　又，其屋租限以二百年为度，租期满后，每年付租屋大钱一百文，并照行。

　　又，前明堂桂花、玉堂树各一株，亦出租在内，并照行。

　　又，墙外小屋基地四址，东至出业地，南至己墙，西至正屋，北至出业公地为界，并照行。

又，每年付董姓纳盖地国课税钱一百五十文，并照行。

又，契内改"为"字，注"出"字各一个，并照行。

同受价侄名：荣（押）

伟（押）

道光三十年十二月　日立久远出租屋契：董肇龙（押）押

见中：周臣道（押）

王振国（押）

代字：仇汉臣（押）

契吉行。

【考释】

[一]"罗尔梯"，Edward Clemens Lord，1817—1887，美国浸礼会传教士。

【说明】

（一）此契见添注"NINGPO""No.103""Np.1C""真神堂"等。

（二）此契见西人英文数行，仅识得"church budget""west gate"数词。

（三）此契首钤印一方，印文甚模糊，未识。

（四）此契另附《咸丰十一年（1861）董肇龙与西门真神堂立全收据》，一并拍摄成照片，其释文系于本书1861年档案。

（五）此契加盖民国十四年鄞县地方审判厅登记处印，印文如下：

鄞县地方审判厅登记处

登记簿第 14 册第 157 页第 412 号

中华民国十四年九月廿四日收件第 181 号

1851 年

咸丰元年（1851）
孙挺涛与美国玛高温立久远出租屋契

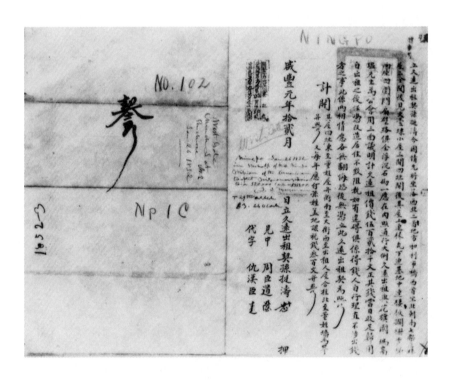

【释文】

立久远出租契

孙挺涛今因情，允将坐落西北二畐地方和利市桥西首，坐北朝南七架楼屋三全间，后见天一埭，小屋三间，四址开后，其屋上连椽瓦，下连基地，中连楼板、搁栅、步梯两座，四围门扇、壁络俱全，浮沉、石砌一应在内，照通行大例，久远出租与花旗国玛高温先生为公会用。三面议明，计久远租价钱五百二十千文正，其钱当日收足归用。自出租之后，任凭改造、居住，不致阻执。如有违碍，俱系得钱人自行理直，不涉出钱者之事。此系两相情愿，各无翻悔，恐后无凭，立此久远出租契，为照行。

计开：

其屋四址，东至董姓屋并衖（巷），南至大街，西至出租人屋合柱，北至董姓墙为界，并照行。

又，每年应付孙姓盖地课税钱三百文，并照行。

咸丰元年十二月　日立久远出租契：孙挺涛（押）押

见中：周臣道（押）

代字：仇汉臣（押）

契吉行。

【说明】

（一）此契见添注"NINGPO""No.102""Np.1C""1852—3""真神堂"。

（二）此契见西人英文数行，识得"West gate Ningpo Jan. 26, 1852 in behalf of the Ningpo mission of the American Baptist Missionary Union paid 520, 000 cash=\$ 353.00. D. J. Macgowan. + 29 tax added \$3. 240 cash.""West Gate Church Sat Purchase No. 2 Jan. 26, 1852."

（三）此契钤印一方，印文甚模糊，未识。

（四）此契加盖民国十四年鄞县地方审判厅登记处印，印文如下：

鄞县地方审判厅登记处
登记簿第 14 册第 157 页第 417 号
中华民国十四年九月廿四日收件第 181 号

咸丰元年（1851）
张惠人与美国玛高温立久远出租地契

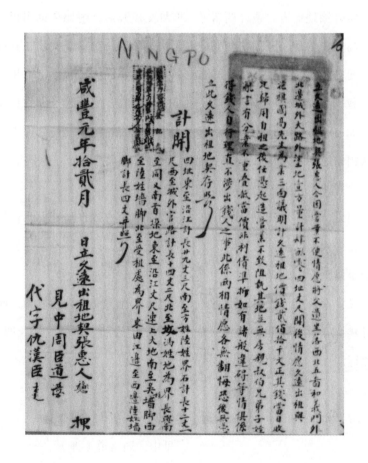

【释文】

立久远出租地契

张惠人今因管业不便，情愿将父遗坐落西北五啚和义门外北边城外大路外涂地一方，量计四亩零，四址丈尺开后，情愿久远出租与花旗国高先生为业。三面议明，计久远租地价钱二百十千文正，其钱当日收足归用。自租之后，任凭起造、管业，不致阻执。其地并无房亲、叔伯、兄弟、子侄乱言有分（份），业不重叠，抵当价非利债准折。如有诸般违碍等情，俱系得钱人自行理直，不涉出钱人之事。此系两相情愿，各无翻悔，恐后无凭，立此久远出租地契，存照行。

计开：

四址，东至沿江，计长廿九丈三尺，南至方姓、陆姓界石，计长十二丈一尺，西至城外官路，计长十四丈二尺，北至冯姓地为界，长与南至同。

又，南首垛地，东至沿江，丈尺连上大地，南至吴姓墙脚，西至陆姓墙脚，北至受租处为界，东由江边至西边陆姓墙脚，计长四丈，并照行。

咸丰元年十二月　日立久远出租地契：张惠人（押）押

见中：周臣道（押）

代字：仇汉臣（押）

【说明】

（一）此契见添注"NINGPO"。

（二）此契首钤印一方，印文甚模糊，未识。

（三）此契加盖民国十四年鄞县地方审判厅登记处印，印文如下：

鄞县地方审判厅登记处
登记簿第 14 册第 169 页第 419 号
中华民国十四年九月廿四日收件第 186 号

1857 年

咸丰七年（1857）

乐指南并侄与美国耶稣教公会教士立典屋契

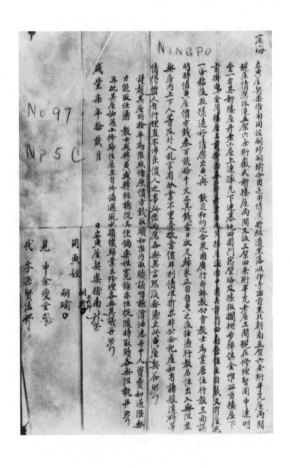

【释文】

立典屋契

乐指南同侄嗣珍、嗣瑜，今因乏用，情愿将祖遗坐落祖印寺西首，坐北朝南五架六条桁平瓦屋两间，现在情愿改造五架六条桁徽式新楼屋两间；又后三架四条桁平瓦老屋三间，现在修理坚固，中连明堂一方，其新楼屋并老小屋，上连椽瓦，下连基地，四围门窗、壁络及楼板、搁栅、步梯俱全，惟西首楼屋下前挂面一全间，楼屋上前挂面半节，并东西两间楼屋后面、中间共计门四扇，系住主自装，又有屋式一纸粘后照样造好，情愿出典与钦定和约之合众国广行耶稣教公会教士为业，居住、行教。三面议明，时值典屋价方钱三百二十千文正，其钱当日收足，归家正用。自典之后，任凭行教、居住、出入无阻。并无房内上下人等及外人乱言有分（份），业不重叠，抵当价非利债准则，亦非公同祀产。如有诸般违碍等情，得价人自行理直，不涉出价人之事。此系两愿，各无异言，恐后无凭，立此典屋契，存照行。

计载：

其屋的十年为限，照备原价方钱取赎；如限内取赎，议明听偿油漆并中人资费；如过限无力能取，任凭教士或转典或转租，听从其便；倘乐姓宽余，亦任从随时取赎，各无阻执，并照行。

再批：

其屋如遇小修，归住屋主自修；倘遇风水损坏，归业主修理，各无异议，并照行。

咸丰七年十二月　日立典屋契：乐指南（押）

同典侄：　嗣珍（押），母代押

嗣瑜（押）

见中：余燮堂（押）

代字：孙贤佐（押）

【说明】

（一）此契见添注"NINGPO""No.97""Np.5C"。

（二）此契见添注"定海"，标明标的物之位置。

1861 年

咸丰十一年（1861）
董肇龙与西门真神堂立全收据

【释文】

立全收据

　　董肇龙今收到西门内真神堂名下，自道光三十年起所该历年应付盖地国课，以上俱已收讫。于咸丰十一年五月初四日，收足大钱一千五百文，将此款每年出息以偿课费，以后永远俱收完讫。今欲有凭，立此全收据，存照行。

　　咸丰十一年五月　日立全收据：董肇龙（押）押

　　据行。

【说明】此收据附于《道光三十年（1850）董肇龙与美国浸礼会罗尔梯立久远出租屋契》尾，一并拍摄成照片，其收据照片影印件及上述屋契释文系于本书1850年档案。

1864 年

同治三年（1864）
秦元润号与美国秦先生立永远出租屋契

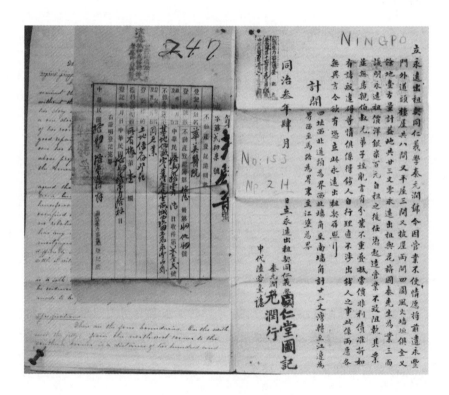

【释文】

立永远出租契

同仁义学秦元润号今因管业不便，情愿将前遗永丰门外道头楼屋共八间，又平屋三间，又披屋两间，四围风火墙垣俱全；又余地一方，量计盖地共廿三丈零，永远出租与花旗国秦先生为业。三面议明，永远租价洋银七百元。自租之后，任凭起造、管业，不致阻执。其业并无房亲、伯叔、兄弟、子侄乱言有分（份），业不重叠，抵当价非利债准折。如有诸般违碍等情，俱系得钞人自行理直，不涉出钞人之事。此系两愿，各无异言，今欲有凭，立此永远出租契，存照行。

计开：

四址，西北道头为界，西北墙角至南墙角，计廿三丈，湾转至江边为界，西至马路为界，东至江涂为界。

同治三年四月　　日立永远出租契：同仁义学（同仁堂图记）

秦元润号（元润行）

中代：陆蓉台（押）

【说明】

（一）此契见添注"NINGPO""No.153""Np.2H"。

（二）此契附有英文契文，拍摄照片时，英文契文被《不动产登记证明书》覆盖，末四行释文如下：

Specifications:

There are the four boundaries. On the northwest the jitty: from the northwest corner to the southern corner is a distance of two hundred and …

（三）此契加盖民国十四年鄞县地方审判厅登记处印，印文如下：

鄞县地方审判厅登记处
登记簿第 16 册第 19 页第 454 号
中华民国十四年十一月六日收件第 232 号

（四）此契附民国十四年《不动产登记证明书》，见已被截为半字之骑缝字号"第二四七号"。上述证明书其文如下：

城字第二四七号

不动产登记证明书	
登记人姓名	华美医院
登记号数	不动产登记簿第 16 册第 454 号
收件年月日及号数	中华民国十四年十一月六日收件第 232 号
不动产之标示	基地五亩零七厘三毫，坐落城西九图，土名永丰门外
登记原因及其年月日	因老业
登记标的	土地保存登记
权利先后栏数	所有权部第一栏

续表

不动产登记证明书	
登记年月日	中华民国十四年十一月十八日
右证明登记完毕 中华民国十四年十一月十八日鄞县地方审判厅登记处	

注意：如将此项证明书抵押或移转他人者应即作为废纸。

（五）此契及上述《不动产登记证明书》钤印三方。一方钤于契首，另二方钤于证明书首尾，印文甚模糊，一方依稀可辨"审判厅印"四字，据此契及证明书内容，疑此印文为"鄞县地方审判厅印"。

1865 年

同治四年（1865）
周仁寿与美国耶稣教会立典屋契

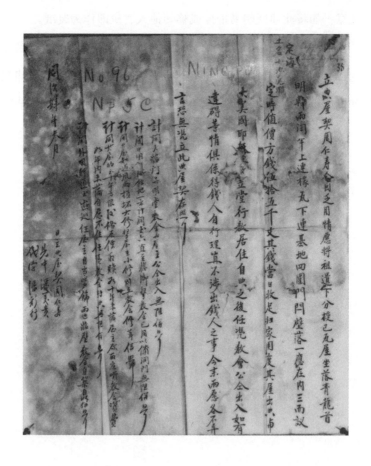

【释文】

立典屋契

周仁寿今因乏用，情愿将祖遗下分授己瓦屋，坐落青龙首明轩两间半，上连椽瓦，下连基地，四围门闩、壁落一应在内，三面议定，时值价方钱五十五千文，其钱当日收足，归家用度，其屋出典与大美国耶稣教立堂、[一]行教、居住。自典之后，任凭教会共同出入。如有违碍等情，俱系得钱人自行理直，不涉出钱者之事。今来两愿，各不异言，恐无凭，立此典物契，存照行。

计开：

大墙门并明堂，教会与屋主公同出入无阻，并照行。

计开：

中明堂后余地一方，[二]计阔丈六，直至墙脚，归教会己用，以备开门无阻，并照行。

计开：

其屋如遇风雨损坏，大修归屋主，小修则在教会修葺，并照行。

计开：

其屋的至十年为限，后备原价取赎；如十年未满，屋主欲取，应听教会资费；如年内未满，自愿不住，任凭教会持典无阻，并照行。

计开：

外明轩退至游巡，任屋主自当装饰，两边墙壁教会自筑自收，并照行。

同治四年三月　　日立典屋契：周仁寿

　　　　　　　　　　　见中：潘美贵

　　　　　　　　　　　代字：潘彩行

【校 记】

[一]"稣教"，据上下文义补。

[二]"堂"，据上下文义补。

【说 明】

（一）此契见添注"NINGPO""No.96""Np.5C"。

（二）此契见英文二行，字迹模糊，仅识得"Copy of"二词。

（三）此契见添注"定海，土名小沙泥滩"，标明标的物之位置。

1866 年

同治五年（1866）
朱立选与白保罗立永远租地契

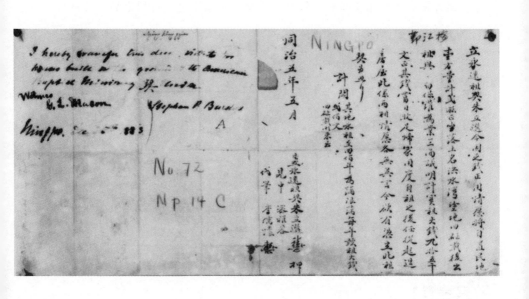

【释文】

立永远租契

朱立选今因乏钱正用，情愿将自置民地一方，量计二亩正，坐落土名洪水湾涂地，四趾载后，出租与白保罗为业。[一]三面议明，计实租大钱九十五千文正，其钱当日收足，归家用度。自租之后，任从起造房屋。此系两相情愿，各无异言，今欲有凭，立此租契，为照行。

计开：

其地永租至四百年为满，限满每年续租大钱二百文。四趾载明，东至（以下原缺文）

同治五年五月　日立永远租契：朱立选（押）押

　　　　　　　　见中：密雅谷

　　　　　　　　代笔：李儒怀（押）

【考释】

[一]"白保罗"，Stephen Paul Barchet，1843—1909，据［英］伟烈亚力（Alexander Wylie，1815—1887）《基督教新教传教士在华名录》（*Memorials of Protestant Missionaries to the Chinese*），其受中华传道会派遣，于1865年7月24日抵甬，自1876年2月始，作为美

国浸礼会传教士身份在华活动。[1]

【说 明】

（一）此契见添注"NINGPO""No.72""Np.14C"。

（二）此契见西人英文数行，字迹模糊，仅识得"I hereby □□ this deed □□□□□□ the American Baptist Missionary 契□ Witness: □□□，Stephen P. Barchet. Ningpo, Dec. 25th 1866 (?)"。

（三）此契见添注"鄞江桥"，标明标的物之位置。

1　Alexander Wylie, *Memorials of Protestant Missionaries to the Chinese:Giving a List of their Publications and Obituary Notices of the Deceased, With Copious Indexes*, p. 274；〔英〕伟烈亚力著，倪文君译《1867 年以前来华基督教传教士列传及著作目录》，第 287 页；〔英〕伟烈亚力著，赵康英译，顾钧审校《基督教新教传教士在华名录》，第 336 页。

1869 年

同治八年（1869）
张积昌与罗先生立永远尽卖地契

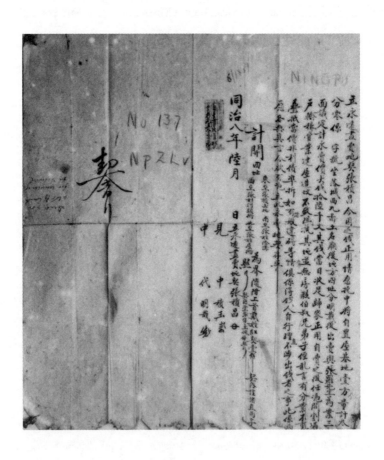

【释文】

立永远尽卖地契

张积昌今因乏钱正用，情愿挽中将自置屋基地一方，量计三分零，系　字号，坐落城西九嵩，土名庙后地方，四址分明载后，出卖与罗先生为业。三面议定，计永卖价大钱十六千文，其钱当日收足，归家正用。自卖之后，任凭开割、通户、输粮、管业、建屋、造坟，不致阻执。其地并无房亲、伯叔、兄弟、子侄乱言有分（份），业不重叠，抵当价非利债准折。如有诸般违碍等情，俱系得钱人自行理直，不涉出钱者之事。此系两愿，各无异言，今欲有凭，立此永卖地契，存照行。

计开：

四址，东至张积玉地，南至张姓阴沟，西至张姓河头衕，北至张姓屋衕为界。随附上首戴姓红契一纸。契内注"诸、直"两字，照行。契内涂"张"一个，并照行。

同治八年六月　日立永远尽卖地契：张积昌（押）

见中：　积玉（押）

中代：　明哉（押）

契吉行。

【说明】

（一）此契见添注"NINGPO""No.137""Np.2LV"。

（二）此契见西人英文数行，字迹模糊，仅识得"Deed for a lot of land for □□□"。

（三）此契加盖民国十四年鄞县地方审判厅登记处印，印文如下：

鄞县地方审判厅登记处
登记簿第 15 册第 19 页第 424 号
中华民国十四年九月廿六日收件第□□□号

1881 年

光绪七年（1881）
乐嗣瑜等与美国浸礼会立永远绝卖屋契

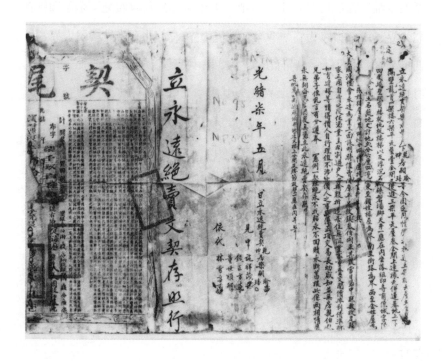

【释文】

立永远绝卖契

乐永丰户下乾房嗣瑜、坤房嗣珍等今因乏用，情愿将祖遗五架楼瓦屋二全间，隔壁龙首四架楼六架平瓦屋一全间，又后进三架平瓦屋三全间，上连椽瓦，并连基地，上下四围墙壁、门窗、楼板、地板、楼梯以及浮沉、石砌、磉磐、墙脚、天井一应在内，坐落祖印寺前，系城字陆□□□□号，土名蔬地，丈计地二分六厘四毫，东至顾姓楼屋为界，南至街路为界，西至金姓屋为界，[一]北至张姓楼屋为界，[二]四址分明，情愿挽中尽行出卖与大美国浸礼会永远为业。三面议明，时值卖价库平足纹银三百两正，其银当日凭中照数收足，归家正用。自卖之后，任凭业主开割、过户、入册、输粮、拆造、居住无阻。业不重叠，交关价非利债准折。如有违碍等情，得价人自行理值，不涉出价人之事。此系正项交易，长幼咸知，并无房亲、伯叔、兄弟、子侄乱言有分（份）。遵奉宪例，一契杜绝，永不找贴，永不回赎，永断葛根。此系两相情愿，永无翻悔异言，恐后无凭，立此永远绝卖契，存照行。

再批：

东西两边砖墙并地基，又楼上分间及腰节板壁一应在内，并照行。

光绪七年五月　　日立永远绝卖契：乾房：乐嗣瑜（押）

坤房：乐嗣珍（押）

见中：施祥茂（押）

钱正方（押）

董世顺（押）

依代：林雪亭（押）

立永远绝卖文契存照行。

契尾（字号）

浙江等处承宣布政使司为遵旨议奏事。奉准户部咨开乾隆十四年十一月二十日内阁抄出，河南布政使富明奏称："部议多颁契尾以后，巧取病民，缘业户契尾，例不与照根同申上司查验，不肖有司，其于给民契尾，则按数登填而于存官照根，或将价删改。请嗣后州县，于业户纳税时，将契尾粘连，用印存贮，每遇十号，申送知府直隶州查对，如姓名、银数相符，即将应给业户之契尾，并州县备案之照根，于骑缝处截发，分别给存，其应申藩司根照，于季报时，府州汇送至知府。直隶州经收，税契照州县申送府州之例，经送藩司等语。查杂税与正赋，均由州县造报该管府州核转，完纳正赋，填写联三串票，从永议将税户收执串票，与申缴上司底串，并送府州查验，诚以花户照票，缴府州，则给领无时，弊端易起。今税契杂项，契尾与照根并送查发，是杂项更严于正赋，殊于政体未协，况契尾一项，经一衙门即多一衙门之停搁，由一吏胥即多一吏胥之索求，甚至夤缘为奸，措勒验查，以致业户经年累月求一执照，宁家而不可得，势必多方打点，需索之费数倍于从前，将来视投税为畏途，观望延挨，宁匿白契而不税于国课，转无裨益，应将该布政司奏请州县经收税银，将契尾粘连存贮，十号申送府州查发，并知府、直隶州照州县例，经送藩司之处，均无庸议。至于贪吏以大报小，奸民争执好讼，寔缘法久弊生，不可不量为变通。臣等酌议，请嗣后布政司颁发给民契尾格式，编立号数，前半幅照赏细书业户等姓名、买卖田房数目、价银、税银若干，后半幅于空白处预钤司印以备，投税时将契价、税银数目大字填写钤印之处，令业户看明，当面骑字截开，前幅给业户收执，后幅同季册汇送布政司查核。此系一行笔迹，平分为二，大小数目悉难改换，其从前州县、布政司备查各契尾应行停止，以省繁文，庶契尾无停搁之虞，契价无参差之弊，于民无累，于税无亏，侵蚀可杜，争讼可息矣。如蒙俞允，侯命下之日臣部颁发格式通行，直省督抚一体钦遵办理可也"等因。于本年十二月十二日奏，本日奉旨："应议。钦此。相依抄录原奏，颁发格式，行文督抚钦遵办理可也"等因。咨院行司奉此，除经通行一体遵照外，合置契尾，印发该州县□民，投初买价一两纳税三分，不许丝毫加耗，随将价税数目大字填写钤印之处，令业户看明，当面骑字截开，前幅给业户收执，后幅同季册汇送本司查核，所收税银尽收尽解，不许隐匿侵蚀，所颁契尾，务要一契一尾，不许数契粘连一尾蒙混，均照故遵禀（？）遵，须至契尾者。

即开：业户 买田亩分，坐落： ，价银：三百两〇钱〇分，纳税银：九两〇钱〇分〇厘〇毫。

布字：七千九百六十七号，右给定海厅，业户：大美国浸礼会，准此。

光绪　　年

买田价银三百两〇钱〇分，税银九两〇钱〇分〇厘〇毫。

【校记】

［一］"为界"，据上下文义补。

［二］"北至"，据上下文义补。

【说明】

（一）此契见添注"NINGPO""No. 95""Np. 5C""23"。

（二）此契见添注"定海，祖印寺前"，标明标的物之位置。

（三）此契附官给《契尾》，其右侧所油印法律条文，详细记述了清代《契尾》的沿革历程以及贴用《契尾》的缘由。

（四）此契及官给《契尾》钤印五方。二方钤于此契及官给《契尾》中价数处，另一方钤于此契与《契尾》粘连处，以上三方印文均为"定海直隶厅同□出关防□□□□□□□□□"；另二方则钤于官给《契尾》之末，未识，此二方印文似不同。

1883 年

光绪九年（1883）
郑正朝与美国罗尔梯立永卖杜绝地文契

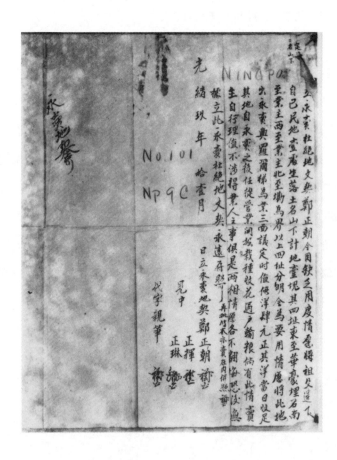

【释文】

立永卖杜绝地文契

郑正朝今因缺乏用度，情愿将祖父遗下自己民地一处，坐落土名山下，计地一块，其四址，东至华豪埋石，南至业主，西至业主，北至塅为界，以上四址分明，合为要用，情愿将此地出永卖与罗尔梯为业。三面议定，时值价洋四元正，其洋当日收足。其地自永卖之后，任从管业、开掘、栽种、收花、过户、输粮。倘有此情，卖主自行理值，不涉得业人之事。俱是两相情愿，各不翻悔，恐后无据，立此永卖杜绝地文契，永远存照行。

再批：

竹木亦卖在内，并照。（郑正朝押）

光绪九年十一月　日立永卖地契：郑正朝（押）

见中：　　正辉（押）

正琳（押）

代字：　　亲笔（押）

永卖地契吉行。

【说明】

（一）此契见添注"NINGPO""No.101""Np.9C"。

（二）此契见添注"定海，土名山下"，标明标的物之位置。

光绪九年（1883）
郑华盛与美国罗尔梯立永卖杜绝地文契

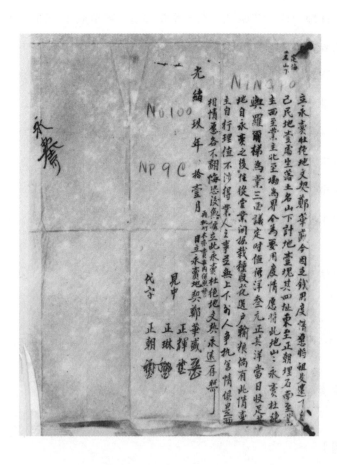

【释文】

立永卖杜绝地文契

郑华盛今因乏钱用度，情愿将祖父遗下自己民地一处，坐落土名山下，计地一块，其四址，东至正朝埋石，南至业主，西至业主，北至墈为界，合为要用度，情愿将此地出永卖杜绝与罗尔梯为业。三面议定，时值价洋三元正，其洋当日收足。其地自永卖之后，任从管业、开掘、栽种、收花、过户、输粮。倘有此情，卖主自行理值，不涉得业人之事。并无上下、外人争执等情。俱是两相情愿，各不翻悔，恐后无据，立此永卖杜绝地文契，永远存照行。

再批：

竹木亦卖在内，并照。（郑正朝押）

光绪九年十一月　日立永卖地契：郑华盛（押）

见中：　　正辉（押）

正琳（押）

代字：　　正朝（押）

永契吉行。

【说明】

（一）此契见添注"NINGPO""No.100""Np.9C"。

（二）此契见添注"定海，土名山下"，标明标的物之位置。

光绪九年（1883）
陈韵笙与仙桥礼拜堂立永卖基地文契

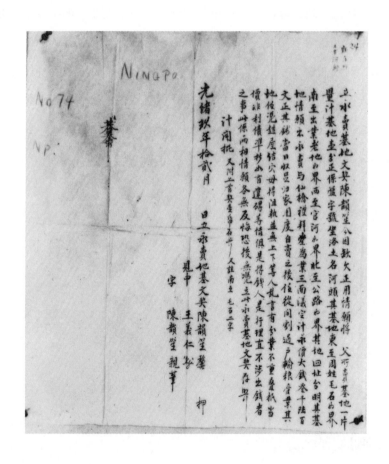

【释文】

立永卖基地文契

　　陈韵笙今因缺欠正用，情愿将父所卖基地一片，量计基地一分正，系盘字号，坐洛（落）土名河头，[一] 其基地东至周姓毛石为界，南至出业老地为界，西至官河为界，北至公路为界，其地四址分明，其基地情愿出永卖与仙桥礼拜堂为业。三面议定，计永价大钱三千六百文正，其钞当日收足，归家用度。自卖之后，任从开割、过户、输粮、管业，其地任凭造屋、造穴，毋得阻执。并无上下等人乱言有分（份），业不重叠，抵当价非利债准折。如有违碍等情，俱是得钱人是行理直，不涉出钱者之事。此系两相情愿，各无反悔，恐后无凭，立此永卖基地文契，存照行。

　　计开批：

　　又，附上首契一纸，存照行。又，注南至毛石二字。[二]

　　光绪九年十二月　日立永卖地基文契：陈韵笙（押）

　　　　　　　　　　　　　　　见中：王义仁（押）

　　　　　　　　　　　　　　　字：陈韵笙　亲笔

基地契吉利市。

【校 记】

　　［一］"洛"，据文义校作"落"。

　　［二］"注南至毛石二字"，未见注，疑有误。

【说 明】此契见添注"NINGPO""No.74""Np.""24""新□□，土名河头"。

1885 年

宁波西人公上宁波道宪颂词

　　寄居宁波口各国士商英国广源行、美国教士罗尔梯等公制颂词，谨呈大清钦命浙江分巡宁绍台道薛大人阁下：窃士商等各邦分隶，远客宁波，或郡城江北安居，或镇邑舟山而旅处。前者镇海开战，风鹤时闻，幸荷关爱情深，迅派文武员弁尽心保护，合业全安。每见前麾，私衷景仰。伏思士商等虽属洋人，而其中久居中国者实逾其半，均无不深盼贵国永享升平，日臻强盛，以与天下万国并驾齐驱，同兴宇内。故此次失和，令人惋惜不置，今喜易干戈为玉帛矣。忆自敌船扑攻海口以来，大人为国宣勤，辛苦万状，实非褚笔所能罄。斯时大人尚能重中外友谊，竭尽心力，遇事设法，务使安全。其最不易为者，士商等散居各处，实有鞭长莫及之势，乃能防患未然，均叨无恙。此虽为大人责任守约所关，亦可见宏谋远识，足令人钦佩莫名也。何则以别口而论，凡因办理欠周，致滋事端，或商民遭其荼毒，或产业荡劫无存，已层见而叠出。前车有鉴，后患宜防。士商等实有不得不惴惴焉忧之之际，幸所忧者皆归潜消默化，虽由中外人民辑睦有加，究亦大人布置周密，士商等始能安居如旧，且藉此得与军民一体礼貌相安。向之虑敌人临境变动，惨骇之事在所难免，迨事竣卒无遭遇，欣幸何极！若非大人实心办事，谋远虑深，有以顾全大局，士商等当战务方殷之日，尚仍得安然自若乎？此不独宜扬盛德于不既，且应寸衷铭篆而难忘，尚冀鉴此区区，实为欣忭之至。抑士商等更有陈者，此次感德之忱，早拟备函致谢，所以迟迟之故，盖士商等专待各同人互相斟酌芜词，慎重起见，亦时愈久而敬愈深之意。目下和议大定，大人前此之责任甚重，从此可以卸肩矣。喜甚贺甚，行见恩承北阙，泽普中原，万里鹏程，可期远大，他日无论台星何驻，实欲眷顾长承，庶泰西各国人之为客中国者无分贵贱，仍可常蒙荫庇。盖此次大人措施之善已显而有征也。公上芜词，用达鄙怀，恭请勋安，诸惟垂照。

寄居宁波口各国士商英商广源行、英商华顺行、英商利生行、德商美益行、英商石克里、美商宁顺行、法主教赵保禄、英商新沙逊行、英人师密士、英教士沐悦翰、英女教士罗英、英人裴雅谷、美教士蒲德立、美教士罗尔梯、英人韦利逊、英教士阚斐迪、美医士白保罗、美教士麻维礼、美教士高雪山、[一]英士葛显礼、丹人葛宪霓、英人庆世理、英人模德、英人谷礼奇、美人白克、英人涂璧、英人马格斐、英人阿勒顺、英人柏理稳、英人何敦、英人巴纳、英人李蔚良谨呈。光绪十一年六月十四日，按照洋文译录。

【考 释】

[一]"高雪山"，Josiah Ripley Goddard, 1840—1913，美国浸礼会传教士，高德之子。

【说 明】上述报道刊载于《申报》1885 年 9 月 21 日。

1890 年

光绪十六年（1890）
钟海水与美国浸礼会高雪山立永租屋契

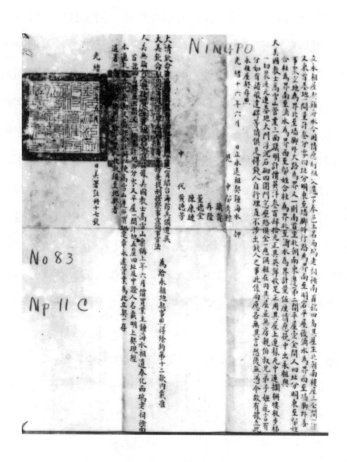

【释文】

立永租屋契

钟海水今因，情愿将祖父遗下奉邑土名西坞老祠衕南首孺四亩，其屋坐北朝南楼屋三全间一衕，又东首基地一间，量计三分零，四址分明，东至墙脚外行路为界，南至明宕平屋后滴水为界，西至墙脚外善事众空地为界，北至墙脚外大路为界；又一则南首，坐北朝南东边第二间平屋一全间，又四址分明，东至邬姓合柱为界，南至滴水为界，西至邬姓合柱为界，北至滴水为界，计量五厘，情愿挽中出永租与大美国教士高雪山管业。三面议明，计价英洋三百四十元正，其英洋收足正用。其屋上连椽瓦，中连搁栅、楼板、步梯一切装饰，连基地、大门、浮沉、石砌、四围门窗、壁络俱全，一应俱租在内。其屋并无房亲、伯叔、兄弟、子侄乱言有分（份）。如有诸般违碍等情，俱是得钱人自行理直，不涉出钱人之事。此系两愿，各无异言，恐后无凭，今故有据立此永租屋契，存照。

光绪十六年六月　日立永远租契：钟海水（押）

见中：邬秀标

识贵

再隆

董德金

陈康琏

中代：黄德芳

　　大清钦命□品顶戴、监督浙江海关、分巡宁绍台海防、兵备道吴，大美钦命驻札宁波管理本国通商事务兼提刑按察事宜领事官法为给永租地契事，照得条约第十二款内载准大美无论何人听使买屋买地各等语，兹据美国教士高雪山禀称上年六月价买业主钟海水祖遗奉化西坞老祠衕南首孺四亩楼屋三间，又一衕，量计地三分零；又平屋一间，计地五厘，四址及中证人名载明，上契现经本道扎（？）节（？）奉化县勘丈属理合注册，以便高雪山遵照买地定章永远管业。为此立契，一存道署，一存领事衙门，一给管业人收执，须至地契者。

　　光绪十七年五月　日美署注册十七号

【说明】

　　（一）此契见添注"NINGPO""No.83""Np.11C"。

　　（二）此契钤印二方。一方依稀可辨"监督浙江海关"六字，另一方印文为"钦命浙江宁波府管理合众国通商事务领事府印"。

1892 年

兰雅谷夫人与子兰安生合影（一）

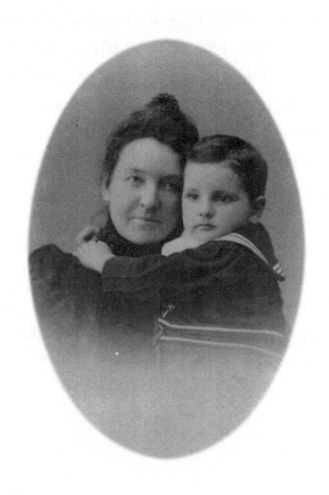

【说明】

（一）此照片系兰雅谷曾外孙女格林女士（Shand Grant Green）于 2018 年 4 月 21 日赠送给宁波市第二医院，参见《现代金报》2018 年 4 月 22 日题作《兰雅谷后人来甬探访祖辈足迹》等相关报道，现藏于宁波市第二医院档案室。

（二）此照片左侧人物系兰雅谷夫人安娜（Annie Shand Grant，1860—1919），右侧系其子兰安生（John Black Grant，1890—1962）。兰安生是著名公共卫生学家，曾出任北京协和医学院公共卫生学教授，并首任系主任，对中国现代公共卫生的发展做出了杰出贡献。兰安生出生于 1890 年 8 月 31 日，[1] 从照片推测，时年 2 岁左右，故暂且将此照片系于 1892 年。

1　［美］索尔·本尼森访问整理，张大庆译《兰安生自传》，刊载于《中国科技史杂志》2013 年第 4 期，第 502—517 页。

1896 年

光绪二十二年（1896）
王钧尧与美国浸礼会高雪山立永远尽卖屋基契

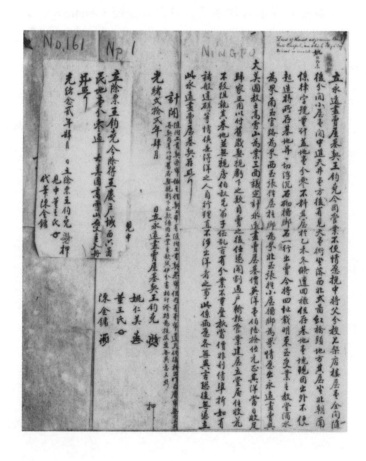

【释文】

立永远尽卖屋基契

王钧尧今因管业不便，情愿挽中将父分授七架店楼屋一全间，随后分间小屋一间，中进天井一方，后有见天一衖（巷），坐落西北二啚虹桥头地方，其屋坐北朝南，系律字号，量计盖地一分零，不料其屋于乙未冬候遭回禄，但存基地一块，现因出外不便起造，将所存基地并一切浮沉、石砌、墙脚石一行出卖。今将四址载明，东至受业主教堂滴水为界，南至官路为界，西至张姓屋柱脚为界，北至张姓小屋墙脚为界，情愿出永远尽卖与大美国教士高雪山为业。三面议定，计永远尽卖屋基价英洋一百六十五元正，其洋当日收足，归家正用，以付旧岁娶亲亏下之款。自卖之后，任凭开割、过户、输粮、管业、建屋、立堂、居住、收花，不致阻执。其基地并无亲房、伯叔、兄弟、子侄乱言有分（份），业不重叠，抵当价非利债准折。如有诸般违碍等情，俱是得洋之人自行理直，不涉出洋者之事。此系两愿，各无异言，恐后无凭，立此永远尽卖屋基契，存照行。

计开：

随附上首契三纸，依王姓契上本有随附上首契三纸，但内有一纸遗失，倘后检出，作为废纸无用，并照。

再，契内有以付旧岁娶亲亏下之款语，因出业主款与伊分书相印证，特为提及，并无异意，又照行。

　　光绪二十二年四月　　日立永远尽卖屋基契：王钧尧（押）

　　　　　　　　　　　　　　见中：姚仁美（押）

　　　　　　　　　　　　　　　　　董王氏（押）

　　　　　　　　　　　　　　代笔:〔一〕陈金镛

契吉行。〔二〕

【校记】

　　〔一〕"代笔"，疑因契附《光绪二十二年（1896）王钧尧立除票》覆盖而未见，据上下文义补。

　　〔二〕"契吉行"，仅见一笔画，疑因契附《光绪二十二年（1896）王钧尧立除票》覆盖而未见，据上下文义补。

【说明】

　　（一）此契见添注"NINGPO""No.161""Np.1""姚仁美（？）来"。

　　（二）此契见西人英文数行，识得"Deed of land adjacent to West Gate Chapel, on which Boy's Day School is located"。

　　（三）此契附《光绪二十二年（1896）王钧尧立除票》，一并拍摄成照片，其释文参见下文。

光绪二十二年（1896）
王钧尧立除票

【释文】

立除票

王钧尧今除得王庆户城西六畆民地一分零，过大美国高雪山受主入册，并照行。

光绪念（廿）二年四月　日立除票：^[一]王钧尧（押）

见中：董王氏（押）

代笔：陈金镛

【校记】

[一] "念"，据文义校作"廿"，下同，不另出校。

【说明】

（一）此立除票附于《光绪二十二年（1896）王钧尧与美国浸礼会高雪山立永远尽卖屋基契》尾，一并拍摄成照片，其收据照片影印件及上述屋基契释文参见上文。

1898 年

光绪二十四年（1898）
李阿顺与美国浸礼会立永远赁地契

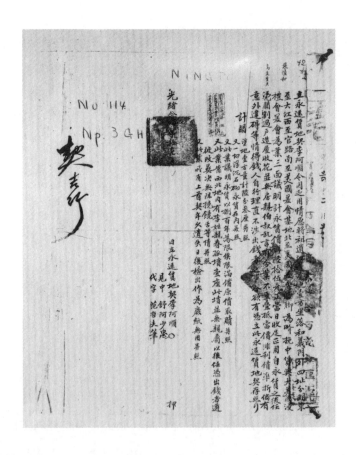

【释文】

立永远赁地契

李阿顺今因乏用，情愿将祖遗江边涂地一方，坐落和义门外，四址分明，东至大江，西至官路，南至美国差会基地，北至美国差会墙脚为界，挽中赁与大美国浸礼会差会为业。三面议明，计永赁价洋六十五元正，当日收足正用。自永赁之后，任凭开割、过户、造屋、收花。并无房亲、伯叔乱言有分（份），业不重叠，抵当价非利价准折。倘有意外违碍等情，得钱人自行理直，不涉出钱者之事。今欲有凭，立此永远赁地契，存照行。

计开：

涂地一方，量计六分三厘，并照。

又，一切浮沉、石砌永赁在内，并照。

又，此业议明永赁以八百年为限，俟限满，备原价取赎，并照。

又，此业靠西北地内有李姓亲眷孤坟一座，此坟并无亲属，以后任凭出钱者迁徙改葬，绝无阻挠、饶舌等情，并照。

又，此业所有上首契，年久遗失，日后检出，作为废纸无用，并照。

光绪念（廿）四年十一月　日立永远赁地契：李阿顺（押）押

　　　　　　　　　　　　　见中：舒阿少（押）

　　　　　　　　　　　　　代字：范哲夫　笔

契吉行。

【说明】

（一）此契见添注"NINGPO""No114""Np.3GH""42""张慎和""高先生来"。

（二）此契附官给《契尾》，仅见末行左半截。

（三）此契及官给《契尾》钤印四方，印文模糊，未识。二方钤于契文中价数、年份处，另一方钤于此契与官给《契尾》粘连处，以上三方印文似同。

（四）此契加盖民国十四年鄞县地方审判厅登记处印，印文如下：

鄞县地方审判厅登记处
登记簿第 14 册第 169 页第 419 号
中华民国十四年九月廿四日收件第 186 号

1899 年

光绪二十五年（1899）
冯季房与美国浸礼会立允赁地基契

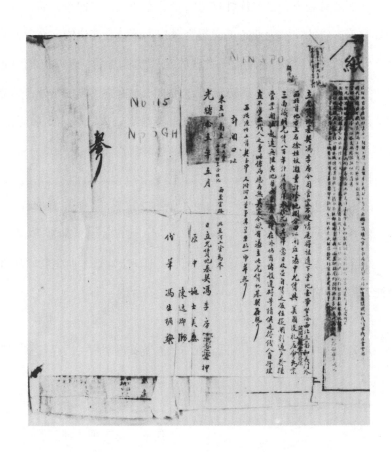

【释文】

立允赁地基契

冯季房今因管业不便，情愿将祖遗下涂地一带，坐落西北五亩和义门外西北首地方，土名徐姓坟滩，量计涂地八分，四址开后，凭中允赁与美国浸礼差会为业（美国浸会公产）。[一] 三面议明，允赁八百年，计赁价洋三十元正，其洋当日收足。自赁之后，任从开割、过户、输粮、管业、开掘、起造无阻。其地并无重叠、典押在外，倘有诸般违碍等情，俱是得钱人自行理直，不涉出钱人之事。此系两愿，各无异言，今欲有凭，立此允赁地基契，存照行。

再批：

随附上首契一纸，又附河工（？）董事具禀案抵一纸，并照行。

计开四址：

东至江，南至河工（？）涂，西首一凹至徐姓地，西至官路，北至河工（？）涂为界。

光绪念（廿）五年五月　日立允赁地基契：冯季房（冯存仁堂）押

原中：姚士美（押）

陈逸卿（押）

代笔：冯生楣（押）

契吉行。

【校 记】

[一]"美国浸会公产",原旁注于"浸礼差会"之右。

【说 明】

（一）此契见添注"NINGPO""No.115""Np.3GH""胡德新记"。

（二）据此契油印"纸"字及末七行使用说明,疑此契写于官给契纸。七行使用说明甚模糊,未能释读。

（三）此契及《浙江布政使司官契纸》钤印四方,印文模糊,未识。二方钤于契文中价数、年份处,另二方钤于此契与《浙江布政使司官契纸》粘连处,四方印文均同。

（四）此契加盖民国十四年鄞县地方审判厅登记处印,印文如下：

鄞县地方审判厅登记处
登记簿第 14 册第 169 页第 419 号
中华民国十四年九月廿四日收件第 186 号

1900 年

光绪二十六年（1900）
丁悌伦与美国浸礼会立永远尽卖屋文契

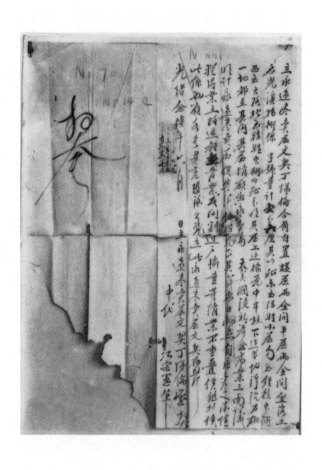

【释文】

立永远尽卖屋文契

　　丁悌伦今有自置楼屋两全间、平屋两全间，坐落土名光溪桥衖，系　字号，量计二分六厘，其四趾，东至陈姓小屋，南至钟、徐中（？）衖，西至大路，北至徐姓中（？）衖，四趾分明，其屋上连椽瓦，中串柱，下连基地，浮沉、石砌一切都在其内，其屋情愿出永卖与大美国浸礼差会为业。三面议明，计永远尽卖屋价英洋五百元正，其洋当日收足。自永卖之后，任从得业主改造教堂、管业或开割、过户、输量（粮）等情，[一]业不重叠，价非利债。此系两愿，各无异言，恐后无凭，立此永远尽卖屋文契，存照行。

　　光绪念（廿）六年六月　日永远尽卖屋文契：丁悌伦（押）契

　　　　　　　　　　　　　　中代：江宗宪　笔

契吉行。

【校记】

　　［一］"量"，据文义校作"粮"，下同，不另出校。

【说明】

　　（一）此契见添注"NINGPO""No.70""Np.14C"。

　　（二）此契加盖民国十四年鄞县地方审判厅登记处印，印文如下：

鄞县地方审判厅登记处

登记簿第 3 册第 73 页第 73 号

中华民国十四年六月廿六日收件第 33 号

兰雅谷夫人与子兰安生合影（二）

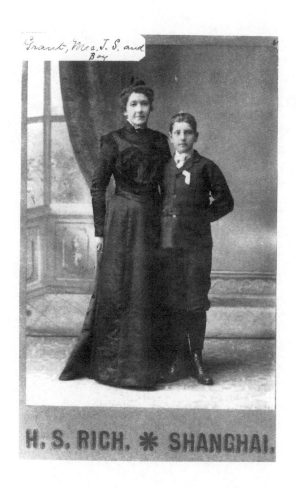

【说明】

（一）此照片系兰雅谷曾外孙女格林女士于 2018 年 4 月 21 日赠送给宁波市第二医院，参见《现代金报》2018 年 4 月 22 日题作《兰雅谷后人来甬探访祖辈足迹》等相关报道，现藏于宁波市第二医院档案室。

（二）此照片摄于上海，左侧人物系兰雅谷夫人安娜，右侧系其子兰安生。兰安生出生于 1890 年 8 月 31 日，从照片推测，时年 10 岁左右，故暂且将此照片系于 1900 年。

1901 年

光绪二十七年（1901）
丁本立与美国浸礼会立永远尽卖屋基地文契

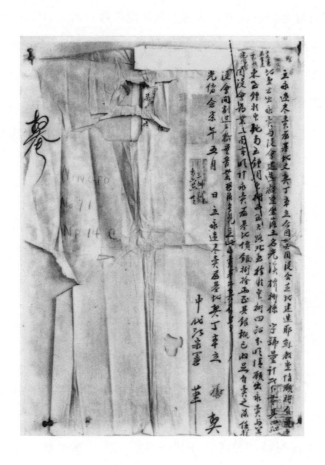

【释文】

立永远尽卖屋基地文契

　　丁本立今因美国浸会乏地建造耶稣教堂，情愿将自置基地一方，出永卖与浸会建造教堂，坐落土名光溪桥衕，系　字号，量计二分零，其四趾，东至钟姓中（？）地，南至钟周中（？）衕，西至大路，北至徐姓中（？）衕，四趾分明，情愿出永卖与美国浸会为业。三面言明，计永卖屋基地价银八十两正，其银概已收足。自卖之后，任从浸会开割、过户、输量（粮）、管业。恐后无凭，立此永卖基地契，存照行。

　　　　光绪念（廿）七年五月　日立永远尽卖屋基地契：丁本立（押）契
　　　　　　　　　　　　　　　　　　　中代：江宗宪　笔

　　契吉行。

【说明】

　　（一）此契见添注"NINGPO""No.71""Np.14C""46"、印文"张慎和""江宗宪先生来鄞县光溪桥"等。

　　（二）此契钤印三方，未识。其中一方依稀可辨"鄞县之印"四字。

　　（三）此契加盖民国十四年鄞县地方审判厅登记处印，印文如下：

鄞县地方审判厅登记处

登记簿第 3 册第 73 页第 73 号

中华民国十四年六月廿六日收件第 33 号

1904 年

甬上耳邮

宁波访事人云，前者甬江各染工索加酒钱，染坊主坚不应允，遂停工不作，诉诸琴堂，鄞县主周少轩大令提讯为首之钱阿木，押候严惩，嗣由众工具保释回，照常工作。惟各染坊禀词牵涉耶稣教士孙崇书，谓其唆使停工，当经洋教士高雪山谒见邑尊为之剖白，旋由大令出示诫谕，风浪遂平。江北岸德商美益洋行向以运销洋靛为业，一经涉讼，销数陡稀，旋探知是案，确系孙某把持，遂函禀驻沪总领事麦君。某日麦君偕驻沪美领事白君杭海来宁，会同大令传集各染坊主及各染工，谕令以后不准停工滋事，并由大令谕以孙某并不干预是事，尔等各安分营生，各染坊主及各染工皆唯唯遵谕而退。

鄞邑陶公山著名土棍忻贵才，前因开设花会，罄人腰缠。经邑幸周少轩大令饬拿，忻遂闻风逃匿，近知事已了结，潜至武林地方开设如前。日前绅耆来县禀控，大令立即派兵役前往拘拿。

新任宁绍台道高屿卿观察英，已于本月四二十日由沪上乘某轮船莅甬，涓吉二十五日接篆任事。

【说明】上述报道刊载于《申报》1904 年 8 月 9 日。

月湖秋汛

宁波访事人云，鄞县署中书差人等探知，正任鄞县高子勋大令定于本月十二日由省起程，绕道沪江乘舟抵甬，诹吉二十日接印任事，不知果否。

前者各染匠议加酒钱停工涉讼，经鄞县周少轩大令秉公断结。嗣以牵涉教中人孙崇书，遂由驻沪美总领事署翻译官白保罗君、德总领事署翻译麦令毫君来甬谒见大令，请提两造会审。大令以华人词讼，地方官自有讯理之权，力却所请。后因一再商请，大令遂于公座之侧另设客座，传集原被，逐层推问。白君等遂无言而退。

【说明】上述报道刊载于《申报》1904 年 8 月 27 日。

1905 年

宁波浸会医院之图

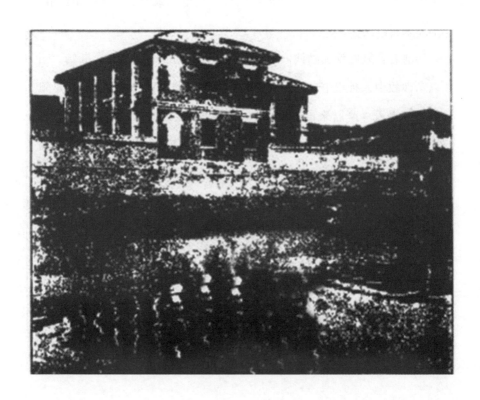

　　宁波浸会三十年前已设医院，向由兰雅各医生管理，兰医生历年所得医费俱入医院，积久愈多，遂建一新医院如上图。

【说 明】上述报道刊载于《真光月报》1905 年第 4 卷第 8 期。

1908 年

光绪三十四年（1908）
王莼琯与美国高雪山立永远尽卖洋房楼屋契

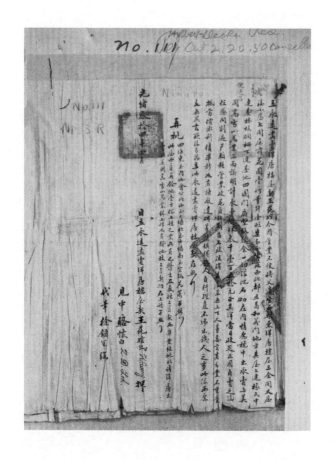

【释文】

立永远尽卖洋房楼屋契

王莼珩今因管业不便，将父遗坐西朝东洋房楼屋三全间；又屋后小屋七间，屋前花园一所，量计一亩七分正，坐落西北都五啚和义门地方，其屋上连椽瓦，中连基、楼板、搁栅，下连基地，四围门扇、壁络俱全，一切浮沉、石砌在内，情愿挽中出永卖与美国高雪山为业。三面议明，计永卖价洋三千一百五十元正，其洋当日收足正用。自卖之后，任凭开割、过户、输粮、管业、收花、自住、别名，不致阻碍。其屋并无上下人等妄言有分（份），业不重叠，抵当价非利债准折。如有诸般违碍等情，俱得钱人自行理直，不涉出钱人之事。此系两愿，各无异言，欲后有凭，立此永远尽卖洋房楼屋契，存照行。

再批：

四址，东至内地会公所，西至大墙，北至大墙，南至官路为界，并照行。

此屋西首有余地一方，系王姓已业所有，巴医生及夏姓上首契两纸，业经批明将洋房出卖与美国高雪山为业，缘王姓尚有余地，故上首契仍存王姓，并照行。

光绪三十四年四月　日立永远尽卖洋房楼屋契：王莼珩（押）押

见中：骆怀白（押）

代笔：徐镛笙（押）

【说 明】

（一）此契见添注"NINGPO""No.111""Np.3R""倪□昌"
"成"等。

（二）此契见西人英文二行，未能释读。

（三）此契钤朱印四方，未识。三方钤于契首及契文中价数、年
份处，另一方钤于此契与某粘连处。

1911年

宣统三年（1911）

邬锦宝与美国浸礼会耶稣堂立永尽卖平屋契

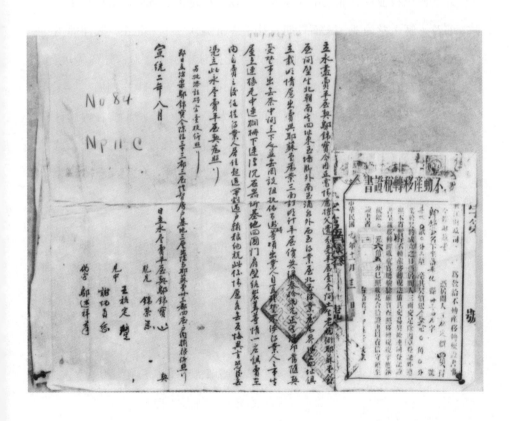

【释 文】

立永尽卖平屋契

邬锦宝今因正需，情愿将父遗分受平屋一全间，土坐老□衕耶苏（稣）堂余屋间壁，[一]坐北朝南，其四址，东至墙脚外，南至滴水外，西至得业屋，北至得业屋为界，以上四址俱立载明，情愿出卖与耶苏（稣）堂为业。三面订明，计平屋价英洋三十二元正，其洋即当随契受楚。事出无奈，中间上下人并无冈谈、阻执，倘有违碍等项，出业人自宜理楚，不涉得业人之事。其屋上连椽瓦，中连搁栅，下连浮沉、石器并基地，四围门扇、壁络、装葺等情，一应俱卖在内。自卖之后，任从得业人居住、起造、开割、过户、输粮、纳税。此系情愿，各无反悔、异言，恐后无凭，立此永尽卖平屋契，为照行。

另批：

添注"碍"字一枚，为照行。

即日立治票：

邬锦宝今除得三十三都三庄性智房户基地三厘，出除与耶苏（稣）堂卅三都四庄户内输粮，并照行。

宣统三年八月　日立永尽卖平屋契：邬锦宝（押）契

胞兄：　锦荣（押）

见中：王裕定（押）

谢炳员（押）

代字：邬述祥　笔

【校记】

　　［一］"苏"，据文义校作"稣"，下同，不另出注。

【说明】

　　（一）此契见添注"NINGPO""No.84""Np.11C"。

　　（二）此契附《不动产移转税证书》，左右两边各印一行骑缝字号，左边见"棄字第五百七十三号"，右边见"字第　号"，且均已被截为半字。上述证书其文如下：

不动产移转税证书

　　浙江财政司为发给不动产移转税证书事，今据耶苏（稣）堂、凭居间人王裕定价买得邬锦宝名下，坐落奉化县卅三都四庄字　号基地〇亩〇分三厘　毫，其契价银三十二元〇角〇分，业于契约成立之日，凭居间人三面交足。除遵章登记外，遵照本省暂行不动产移转税法，备俱交易契据，连同登记证书，呈报移转，经收税官厅检验确实，查照移转税税率，应纳税银〇元六角五分，已照收讫，合给证书以资信守，须至证书者。

　　右给业户耶苏（稣）堂收执。

　　中华民国元年十二月十三日

　　（三）《不动产移转税证书》上方贴"中华民国浙江移转税印花"

七枚，印花上又加盖"奉化县移转税消印"三方。因上述印花及消印均甚模糊，无法辨识，此处系据有关文献史料考释之。中华民国浙江移转税印花，又称浙江五色印花，此印花图案漂亮、精美，存世量稀少，仅贴用于民国元年至二年。《申报》1912年9月4日《地方通信：浙江》报道云："五色印花。浙省财政司署，近日由代理吴金事宪奎将全省不动产移转税，凡收税官厅及纳税者，均须定有规则方能遵守。至移转税印花，闻已由司署制定，分五种颜色，定五种银价。（甲）五分浅黄色;（乙）一角浅蓝色;（丙）一元浅绿色;（丁）五元浅紫色;（戊）十元浅红色。其余另散不及五分者，以五分核收；五分以上不及一角者，以一角核收。是项印花闻吴司长已委本署庶务钟玉田曾向上海某号代印若干万刻已一律搬运到杭，昨由吴金事照数分配各收税官厅行用矣。"据浙江五色印花五种面值可知，上述《不动产移转税证书》所言"应纳税银六角五分"，应是贴面值一角印花六枚，面值五分印花一枚。至于"奉化县移转税消印"之辨识，据现存有关契约文书，中华民国浙江移转税印花一般加盖移转税消印，而上述《不动产移转税证书》已言明此屋位于奉化，故理应加盖此屋属地政府"奉化县移转税消印"矣。

（四）此契及《不动产移转税证书》钤印四方。一方钤于契文中价数处，一方钤于此契与《不动产移转税证书》粘连处，以上二方印文均为"奉化县知事印"；一方钤于《不动产移转税证书》中税数处，另一方钤于上述证书左边骑缝字号处，以上二方朱色印文均为"浙江财政司印"。

宣统三年（1911）
邬如海与美国浸礼会耶稣堂立永远尽卖平屋契

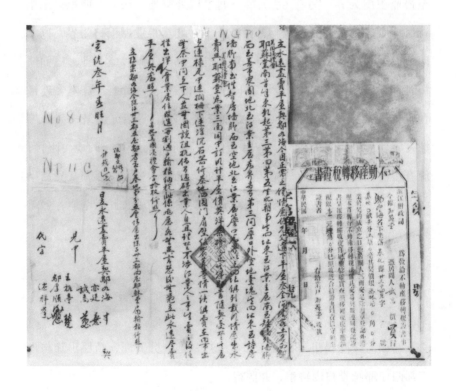

【释文】

立永远尽卖平屋契

邬如海今因正需乏偿，情愿将先父遗下平屋三全间，坐落土名西邬美国浸礼会耶苏（稣）堂南首自东数起第三、第四、第五，坐北朝南，其四址，东至得业主屋，南至矮墙外墙脚，西至善事众园地，北至得业主屋为界；另有（？）第三间檐口外空地一块，其四址，东至诗房墙脚，南至性智房墙脚，西至空地，北至得业屋檐口为界，以上四址俱列载明，情愿出永卖与美国浸礼会耶苏（稣）堂为业。三面同中订明，计平屋价英洋七十元正，其洋即当随契受楚。其屋上连椽瓦，中连搁栅，下连浮沉、石器并基地，四围门扇、壁络、装葺等情，一决（？）俱卖在内。事出无奈，中间上下人并无冈谈、阻执。倘有违碍，出业人自宜理楚，不涉得业人之事。自卖之后，任凭从出洋人管业、居住、改造、开割、过户、输粮、纳税。此系两愿，各无异言，恐后无凭，立此永远尽卖平屋契，为照行。

另批：

"美国浸礼会"字十个（？），并照行。

立除票：

邬如海今除得卅三都五庄邬孝玉户基地一分五厘，情愿出除与卅三都四庄耶稣堂户内输粮，并照行。

宣统三年春旺月　日立永远尽卖平屋契：邬如海（押）契

见中： 亦廷（押）

诚高（押）

王裕亭（押）

邬厚领（？）（押）

代字：邬述祥 草

【说明】

（一）此契见添注"NINGPO""No.81""Np.11C""56""陈郁文562号□""计税□元"等。

（二）此契附《不动产移转税证书》，左右两边各印一行骑缝字号，左边见"圉字第五百六十八号"，右边仅见"字 第 号"，且均已被截为半字。上述证书其文如下：

不动产移转税证书

浙江财政司为发给不动产移转税证书事，今据耶苏（稣）堂、凭居间人诚高价买得邬如海名下，坐落奉化县卅三都四庄字一号基地〇亩一分五厘〇毫，其契价银七十元〇角〇分，业于契约成立之日，凭居间人三面交足。除遵章登记外，遵照本省暂行不动产移转税法，备俱交易契据，连同登记证书，呈报移转，经收税官厅检验确实，查照移转税税率，应纳税银一元四角〇分，已照收讫，合给证书以资信守，须至证书者。

右给业户耶苏（稣）堂收执。

中华民国　年　月　日

（三）《不动产移转税证书》上方贴"中华民国浙江移转税印花"五枚，其中面值一元印花一枚，面值一角印花四枚，印花上又加盖"奉化县移转税消印"三枚。上述印花及消印均甚模糊，无法辨识，此处系据有关文献史料考释之，详情参见上文。

（四）此契及《不动产移转税证书》钤印五方。一方钤于契文中价数处，另一方钤于此契与《不动产移转税证书》粘连处，以上二方印文均为"奉化县知事印"；一方钤于《不动产移转税证书》中税数处，另二方钤于上述证书左右骑缝字号处，以上三方朱色印文均为"浙江财政司印"。

宣统三年（1911）
周文明、周文焕与华美浸会医院立典屋文契

【释文】

立典屋文契

周文明、周文焕兹因乏钱应用，业已禀商母亲谢氏作主，将先父遗授，坐落甬东九图周家衖（巷）内地方七架楼屋，计前后相连上下在内两全间，其四址开明，东至周族内人屋合柱，南至周姓公路，西至族内人屋，北至后公路为界，所有屋内上连椽瓦、搁栅、楼板，下连地板、基地，四围门扇、壁络、步梯、推窗以及一切浮沉、石砌在内，其后见天后门，并前后公路大至前明堂等均公行公用，出入无阻，情愿挽中出典与华美浸会医院为业。三面言明，计典价洋银五百圆正，已当日如数收足，归家交母亲正用。自典之后，任凭医院或自居或出租，执契收花、管业，并无我姓房亲上下人等妄言有分（份）。限定十年后准备原价取赎，早则须听还用费。倘有历年修理等资，概归周姓承值。若遇坎离不测，悉照甬江大例而行。其屋现在仍租与我家安居，由我家岁出租价洋银五十圆。苟租与别姓，每岁租价不能满五十圆之数者，除收过，尚欠若干，准由我家赔补足数勿悮。上首契因年远早失，异日拾出作废纸无用。业不重叠，抵当价非利债准折。如有诸般违碍等情，俱归周姓自行理直，不涉医院之事。此系两愿，各无异言，欲后有凭，立此典屋文契，存照行。

计开：

每年由周姓帮出保险费洋银二元，连房租共洋银五十二元，分作四季付清，每季计洋银十三元正，并照行。

又，倘遇不测，其保险应赔洋银全归浸会医院收领，并照行。

宣统三年七月　日立典屋文契：受价：周文明（押）

周文焕（押）

母：周谢氏（押）

见典：叔：周麟安（押）

见中：杨学壬（押）

代笔：徐学传（押）

【说明】此契见添注"NINGPO""No.154""Np.2H"。

1912 年

民国元年（1912）
张鹤年、张振廷与浸会真神堂立永远尽卖屋地契

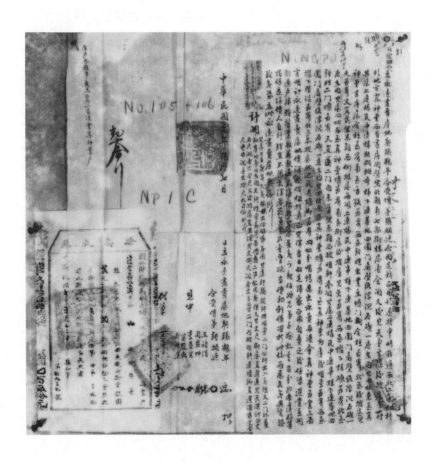

【释文】

立永远尽卖屋地契

　　张鹤年同受价弟张振廷今因乏钱正用，情愿挽中将祖遗西北二啚虹桥头（？）地方，真神堂西首书房间壁，坐北朝南七架街楼屋一全间，又后见天一方，随后披屋一所，其屋上连椽瓦、中连楼板、搁栅、步梯，下连基地，四围门扇、壁络、浮沉、石碶一应在内，其四址，东至真神堂书房屋合柱为界，南至官路为界，西至张姓出业主墙门衕合柱为界，北至后披屋见天为界；又其落坐东朝西侧披屋两间，上连椽瓦、中连串柱，下连基地，四围门扇、壁络、浮沉、石碶一应在内，其屋四址，东至真神堂墙为界，南至街屋后披屋见天为界，西至槛下柱礅为界，北至张姓二门墙为界；又直落二门内，东首坐东朝西披明轩三间，其屋上连椽瓦、中连串柱，下连基地，四围门扇、壁络、浮沉、石碶一应在内，其四址，东至真神堂墙为界，南至真神堂均房后明堂为界，西至槛下阶沿为界，北至本披屋北边瓦片墙脚为界，四址分明，情愿出永卖与浸会真神堂为业。三面言明，计永远尽卖屋地价洋七百五十员（元）正，[一] 其洋当日收足，归家正用。自卖之后，任凭进业主开割、过户、输粮、管业、收花、起造，不得阻执。其屋并无房亲、伯叔、兄弟、子侄乱言有分（份）。如有违碍等情，俱是得价人自行理直，不涉出洋者之事。业不重叠，抵当价非利债准折。此系两愿，各无异言，恐后无凭，立此永远尽卖屋地契，存照行。

　　计开：

其屋上首契年久无检，检出作故纸无用。其屋行路从张姓明堂二门公行，出入无阻。

又，二门外粪缸基地一口在内，又张姓堂前遇有婚丧二事，公用无阻。

又，其丈尺，街屋直进连见天深计四丈五尺，阔一丈一尺。又，后披屋直进深二丈八尺，阔一丈另四寸。二门内披明轩连墙脚直进深三丈一尺三寸，阔一丈八尺九寸，并照行。

中华民国元年阳历七月　日立永远尽卖屋地契：张鹤年（押）

同受价弟：张振廷（押）

见中：王□渭（押）

周盛坤（押）

李贵生（押）

莫庞氏（押）

戚开运（押）

代笔：丁育三　字

契吉行。

原户粮串，新立西北二畾浸会真神堂户。

【校记】

〔一〕"员"，据文义校作"元"。

【说明】

（一）此契见添注 "NINGPO" "No.105+106" "Np.1C" "31" "戚开先" "真神堂" "西门真神堂" 等。

（二）此契见一行已被截为半字之骑缝字号。

（三）此契附《验契执照》，左右两边各印一行骑缝字号 "字第七千九百三十七号　契价含银圆七百五十元"，且均已被截为半字。上述执照其文如下：

验契执照

浙江省财政厅为给发验契执照事，今据　县业户浸会真神堂，将坐落　地　亩　分　厘　毫　丝　忽，旧契一纸，呈请验契注册，并缴查验费银圆二元，注册费银圆二角，查与条例相符，除各费照收，并将该契登入共有不动产册第　册第　页，外合将此联截给以为查验证据，须至执照者。

中华民国十四年五月十二日　县知事

第 7937 号

（四）此契及《验契执照》钤印六方。四方钤于契文中价数、年份等处，一方钤于此契与《验契执照》粘连处，以上五方印文似同，疑为 "鄞县知事印"；另一方钤于《验契执照》，印文为 "浙江财政厅印"。

（五）此契加盖民国十四年鄞县地方审判厅登记处印，印文如下：

鄞县地方审判厅登记处

登记簿第 14 册第 157 页第 417 号

中华民国十四年九月廿四日收件第 131 号

民国元年（1912）
邬和勇房与浸会耶稣堂立永远尽卖屋基地契

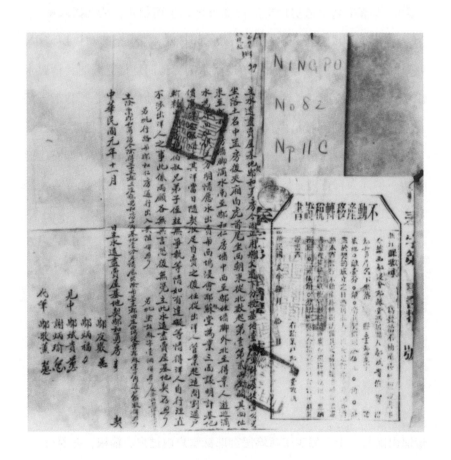

【释文】

立永远尽卖屋基地契

邬和勇房今因正用，将父遗下分授基地一块，量计基地一分另（零），坐落土名中孟房后夹厢白虎首尾，坐西朝东，从北数起第一、第二两全间，其四址，东至邬和仁房墙脚滴水，南至邬和仁房墙中，西至邬姓墙脚外，北至得业人游巡滴水为界，四址俱立分明，情愿永出卖与西坞浸会耶稣堂为业。三面议明，计基地价应洋念（廿）五圆正，其洋当日随契收足。自卖之后，任从出洋人管业、起造、开割、过户、输粮。中间房亲、伯叔、兄弟、子侄并无争执等情，如有违碍等情，得洋人自行理直，不涉出洋者之事。此系两愿，各无异言，恐后无凭，立此永远尽卖屋基地契，存照行。

另批：

行路与邬和仁房通行出入无阻，并照行。

另批：

涂注"稣"字一个，并照行。

又，添注"契"字一个，并照行。

立除票：

邬和勇房合除得三十三都三庄邬男和房户内基地一分另（零），情愿出除与三十三都四庄西坞浸会耶稣堂户内过户、输粮，并照行。

中华民国元年十一月　日立永远尽卖屋基地契：邬和勇房（押）契

见中：邬友欢（押）

邬炳福（押）

邬斌贵（押）

谢炳瑜（押）

代笔：邬歌薰（押）

【说明】

（一）此契见添注"NINGPO""No.82""Np.11C""59"等。

（二）此契附《不动产移转税证书》，左右两边各印一行骑缝字号"奉字第□千三百十五号"，且均已被截为半字。上述证书其文如下：

不动产移转税证书

浙江财政司为发给不动产移转税证书事，今据西邬耶稣堂、凭居间人邬斌贵价买得邬和勇房名下，坐落　县三十三都四庄字　号基地〇亩一分〇厘〇毫，其契价银念（廿）五元〇角〇分，业于契约成立之日，凭居间人三面交足。除遵章登记外，遵照本省暂行不动产移转税法，备俱交易契据，连同登记证书，呈报移转，经收税官厅检验确实，查照移转税税率，应纳税银〇元五角〇分，已照收讫，合给证书以资信守，须至证书者。

右给业户耶稣堂收执。

中华民国二年四月念（廿）日

（三）《不动产移转税证书》上方贴面值五角"中华民国浙江移转

税印花"一枚，印花上又加盖"奉化县移转税消印"一方。

（四）此契及《不动产移转税证书》钤印五方。一方钤于契文中价数处，一方钤于此契与《不动产移转税证书》粘连处，以上二方印文均为"奉化县知事印"；一方钤于《不动产移转税证书》中税数处，另二方钤于上述证书左右骑缝字号处，以上三方朱色印文均为"浙江财政司印"。

1914 年

美国浸礼会牧师高雪山先生记念碑

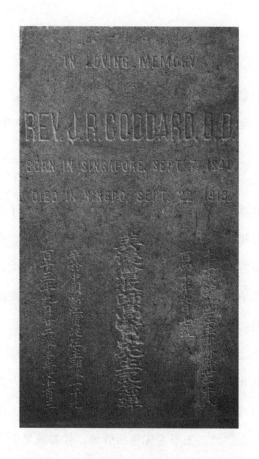

美国浸礼会牧师高雪山先生记念碑（正面）

【释文】

IN LOVING MEMORY OF REV. J. R. GODDARD, D. D.

BORN IN SINGAPORE, SEPT. 7, 1840.

DIED IN NINGPO, SEPT. 22, 1913.

（以上正面）

美浸会牧师高雪山先生记念碑[一]

先生生于嘉巴，在主耶稣降世一千八百四十年九月七号，卒于中国浙江宁波，在主耶稣一千九百十三年九月廿二号，享年七十有三。

美国浸礼会牧师高雪山先生墓志

先生有道博学士也，生于嘉巴，就养暹罗，[二]自千八百四十八年始至宁。越五年，遂受浸焉，盖以先公在宁传道故也。旋返国肄业大学，时先生年方十三四也。不幸此二年间，父母相继而亡，先生不变其志，数年即毕业大学。适南北美剧战，先生不忍坐视祖国之亡，即出而襄助其间。事平之后，邀先生任校长席者不一而足，而先生不以人爵重，复矢志于学，年二十八，又毕业于神学。由是，重临宁地，身任教牧，诚非易也。至千八百七十一年，先生之继夫人氏来，内助有人，则传道益广。于是，宁之外如镇、定、奉及杭、越等处，建堂立教，开设男女学校，无不为先生所管理，他如放足会、除烟会，先生之爱人深也；翻《圣经》，作赞诗，先生之通道笃也。先生为主所遣，殆如先知以赛亚乎。呜呼！先生之泽，深入人心者已三世于兹矣。今又有先生之二子三女而事主，其流风正未有艾也。孰意癸丑秋，先生逝焉，阳历九月廿二日，阴历八月廿二日，享寿七十有三。众教友爱勒石志之，以示不忘先生之德云尔。

耶稣降世一千九百十四年一月　日

宁波四周十公会教牧及众教友郑恩智、戚启运、丁育三、姚士美谨识。

（以上右侧面）

FOR FORTY SIX YEARS HE WAS A MISSIONARY OF CHRIST TO THE CHINESE. HE TRANSLATED INTO COMMON SPEECH THE CHRISTIAN SCRIPTURES AND INTO COMMON DEEDS THE WORD OF GOD "YE ARE MY FRIENDS IF YE DO THE THINGS WHICH I COMMAND YOU."

（以上左侧面）

【校记】

〔一〕"记"，《甬城现存历代碑碣志》录作"纪"，误。

〔二〕"暹"，《甬城现存历代碑碣志》录作"逻"，疑误，今改之。

【说明】

（一）上述碑文见载于章国庆、裘燕萍编著《甬城现存历代碑碣志》。[1] 章国庆告于笔者，编著此书时亲见石碑于宁波白云庄。此石碑迁自宁波江北岸中马路的外国人墓地，当时"墓碑林立，并围以铁栅栏"，今辟为白沙公园。2018 年 6 月 5—6 日笔者据以上线索两次赴白云庄寻访此碑，未见，不知其下落。

（二）上述《甬城现存历代碑碣志》云，此碑形制系方柱状，略斜尖，高 93 厘米，上宽 48 厘米，下宽 54 厘米，其上或置墓主石雕胸像，现无存。

（三）碑文首数行英文参考译文如下："深切怀念高雪山牧师。1840 年 9 月 7 日生于新加坡。1913 年 9 月 22 日逝于宁波。"末数行英文参考译文如下："四十六年来，华人一直视其为基督教传教士。他把《圣经》译成通俗话语，并把主的言语付诸于日常行动，'你们若遵行我所吩咐的，就是我的朋友了。'"

1　章国庆、裘燕萍编著《甬城现存历代碑碣志》，宁波：宁波出版社，2009 年，第 271—273 页。

民国三年（1914）
张士桂立永远绝卖地契

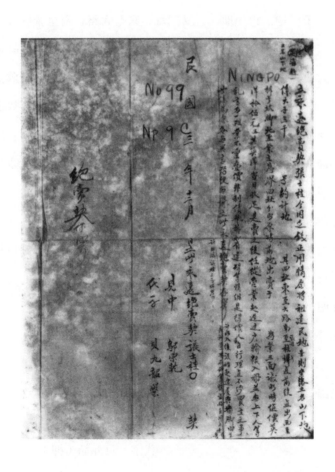

【释文】

立永远绝卖契

张士桂今因乏钱正用，情愿将祖遗民地一则，坐落土名山下地，系大字三千　号，约计地　，其四址，东至大路，南至张姓柱并直前后直出，西至拆号坎脚，北至业主为界，四址分明，愿将前地出卖于　为业。三面议明，时值价英洋十五元正，其英洋当日收足。是卖之后，任从管业、起造、过户、输粮、入册。并无上下人等乱言争阻，业不重叠，价非利债准折。如有违碍等情，俱是得价人自行理直，不涉买主之事。此系两愿，各无异言，恐后无凭，立此永远绝卖契，存照行。

计明：

入后张姓起造屋与墙脚归于真神堂，将石磡等情，张姓自用，永远并照行。

计明：

添"张姓"二字，并照行。

民国三年十二月　日立此永远绝卖契：张士桂（押）契

见中：邬宗乾

代字：贝九韶（押）

绝卖契并照行。

【说明】

（一）此契见添注"NINGPO""No.99""Np.9C"。

（二）此契见添注"定海县，土名山下地"，标明标的物之位置。

民国三年（1914）
张金桂与美国浸礼会姚士美立永远绝卖地契

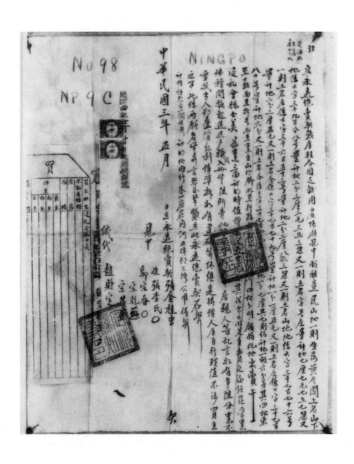

【释文】

立永远绝卖契

张金桂今因乏钱用度，情愿挽中将祖遗民山地一则，坐落黄舍□，土名山下地，系大字三千九百八十八号，量计地二分三厘三毛（毫）三丝三忽；[一]又一则，土名，字号，同量计地七厘七毛（毫）七丝七忽；又一则，土名，左系大字三千六百五十二号，量计地二分二厘八丝三忽；又一则，土名山地，地系大字三千七百七十六号，量计地二分二厘五毛（毫）；又一则，土名，同系大字三千七百七十九号，量计地一分一厘五毛（毫）；又一则，土名，同系大字三千七百八十号，量计地六分；又一则，土名，同系大字三千七百七十九号，量计地一分七厘，共七则约计地一亩六分另（零），其四址，东至大路，南至拆号，西至业主山坎脚，北至行路并松□□地为界，四址分明，愿将此地出卖于浸礼会姚士美为业。三面议明，时值价英洋五十元正，其洋当日收足。自卖之后，任从管业、布种、开掘、起造、过户、输粮、入册无阻。所卖此地上下皆知，并无房亲人等乱言，如有争阻，分业不重，抵当人头（？）叠，价非利债准折。如有违碍等情，俱是得价人全自行理值，不涉买主之事。此系两愿，各无异言，恐后无凭，立此永远绝卖契，存照行。

计明：

注"粮"字一个，并照行。

计明：

地内竹木一应在内，河边埠头（？）公修、公用，并照行。

中华民国三年五月　日立永远绝卖契：张金桂（押）

见中：嫂：张李氏（押）

邬宗春（押）

宗乾（押）

宗藏（押）

依代：赵财定

【说明】

（一）此契见添注"NINGPO""No.98""Np.9C""35"。

（二）此契见添注"定海县，土名山下地"，标明标的物之位置。

（三）此契附民国时期《买契》，仅见右半部分，见右边印一行骑缝字号"定买字第二千九百五十八号　完税二元"，已被截为半字。上述《买契》（部分）其文如下：

定买字第二千九百五十八号　完税二元

买契[二]	买主姓名	浸礼会姚士美	
	不动产种类		
	坐落		
	面积		
	四至	东至	
		南至	
		西至	
		北至	
	卖价		

（四）此契贴面值一分"中华民国印花税票"二枚，旁注"民国四年十二月十日收到税银讫"。

（五）此契及《买契》钤印二方。一方钤于契文中价数处，另一方钤于此契与《买契》粘连处，印文均为"定海县知事印"。

【校记】

〔一〕"毛"，据文义及相关文献校作"毫"，下同，不另出校。

〔二〕"契"，据同时期同类《买契》补，下同，不另出校。

1915 年

民国四年（1915）
张振廷与浸礼公会立永远尽卖屋契

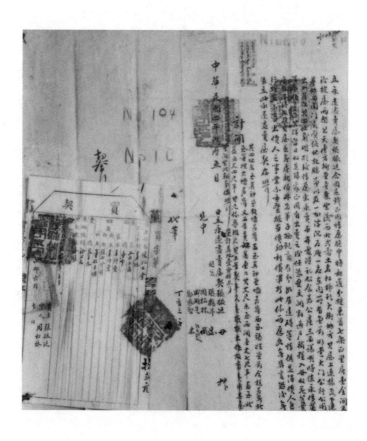

【释文】

立永远尽卖屋契

张振廷今因乏钱正用，情愿挽中将祖遗分授东首七架正堂房一全间，又后披屋两架，见天一方，衖堂一条，坐落西北二畾，土名虹桥头（？）大街地方，其屋上连椽瓦，下连基地，四围门扇、壁络、地板、腰节以及一切浮沉、石碶一应在内，所有堂前、明堂、大门，公行公用，出入无阻，其四址载明于后，情愿出永卖与本处浸礼公会为公产。三面议明，时值永价英洋三百元正，其洋当日收足，归家正用。自出卖之后，任凭进受主开割、过户、输粮、入册、收花、管业、居住，不得阻执。其屋并无房亲、伯叔、兄弟、子侄乱言有分（份）。如有违碍等情，俱是得价人自行理直，不涉出价人之事。业不重叠，抵当价非利债准折。此系两愿，各无异言，恐后无凭，立此永远尽卖屋契，存照行。

计开：

其四址，东至真神堂散墙为界，南至真神堂墙为界，西至张姓堂前合柱为界，北至董姓大墙为界。

又，西首粪缸基一口，其丈尺，东至西阔一丈七尺半，南至北长五丈四尺半，其尺系鲁班尺。其上首契年久无检，检出作故纸无用，其屋方向坐北朝南，并照行。量计盖地一分，并照行。

中华民国四年阳历五月　日立永远尽卖屋契：张振廷（押）押

胞兄：张鹤年（押）

见中：周松林（押）

戚开先（押）

郑恩智（押）

代笔：丁育三　字

契吉行。

【说明】

（一）此契见添注"NINGPO""No.104""Np.1C""32""三〇〇九""真神堂"等。

（二）此契附民国四年《买契》，左右两边各印一行骑缝字号"鄞买字第三千九号　完税十二元"，且均已被截为半字。上述《买契》其文如下：

鄞买字第三千九号　完税十二元

	买主姓名	浸礼公会
买契	不动产种类	盖地
	坐落	西北二畽
	面积	一分

续表

买契	四至	东至	真神堂
		南至	真神堂
		西至	张姓堂前
		北至	董姓大墙
	卖价		三百元
	应纳税额		十二元
	原契几张		一张
	摘　要		
	立契年月日		民国四年五月
	卖主：张振廷 中人：周松林 中华民国四年六月七日		

鄞买字第三千九号　完税十二元

（三）此契及《买契》钤印五方。二方钤于契文中价数、年份处，一方钤于《买契》年份处，一方钤于此契与《买契》粘连处，以上四方印文均为"鄞知事印"；另一方钤于《买契》左边骑缝字号处，印文不同于前四方，依稀可辨"浙江"二字。

（四）此契加盖民国十四年鄞县地方审判厅登记处印，印文如下：

鄞县地方审判厅登记处
登记簿第 14 册第 157 页第 417 号
中华民国十四年九月廿四日收件第 131 号

民国四年（1915）
孙礼尚与泉口公会真神堂立永尽允卖基地契

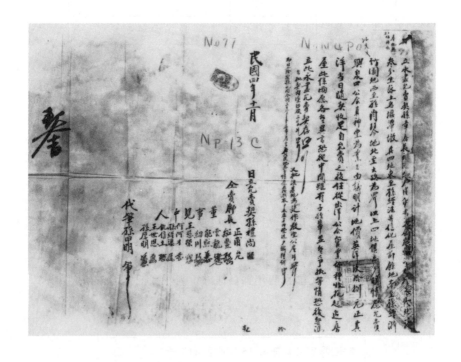

【释文】

立永尽允卖契

　　孙章房长 礼尚 □□□□□□□□□□□□□□□□□□三分，坐落土名堰潭墩，其四址，东至孙经法并信化屋前余地，南至孙经瀚竹园地，西至孙肖琴地，北至大路为界，以上四址俱立分明，情愿允卖与泉口公会真神堂为业。三面议明，计地价英洋九十八元正，其洋当日随契收足。自允卖之后，任从出洋公会管业、布种、收花、起造房屋。此系两愿，各无异言，中间虽有子侄辈，并无争执等情，恐后无凭，立此永尽允卖契，存照行。

　　另批：

　　契内涂"恐从"二字，并照行。

　　又批：

　　该基地为建作教堂公产，并照行。

　　即日立除票：

　　孙礼尚今将三十八都一庄章房下户内民地三分，情愿出除与木都本庄真神堂过户、输粮，并照行。除。

　　民国四年十一月　　日立允卖契：孙礼尚（印）契

　　　　　　　　同卖脚长：　　正甫（押）

　　　　　　　　　　　　　　　绍丰（押）

　　　　　　　　董事：　　　　云龙（押）

能照（押）

绍川（押）

见中人：王慈荣（押）

何阿才（押）

孙经渠（押）

仇信土（押）

王世恩（押）

孙厚明（押）

代笔：孙甲明　笔

契吉。

【说明】

（一）此契见添注"NINGPO""No.77""Np.13C""2244"。

（二）此契见添注"奉化县，土名堰潭墩"，标明标的物之位置。

（三）此契上方贴面值二分"中华民国印花税票"一枚，印花上疑加盖"奉化县移转税消印"一方。

（四）此契附民国时期《买契》，仅见左边已被截为半字之骑缝字号。

（五）此契及《买契》钤印三方。一方钤于契文中价数处，另二方钤于此契与《买契》粘连处，印文均为"奉化县印"。

民国四年（1915）
孙经沛、孙经漪与泉口公会真神堂立永尽允卖地契

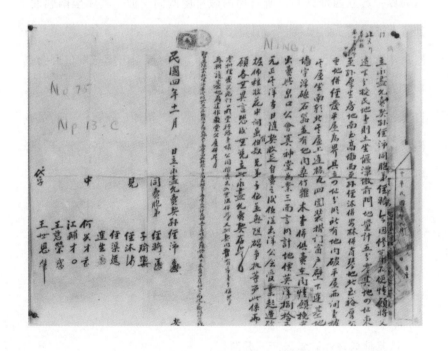

【释文】

立永尽允卖契

孙经沛同胞弟经漪今因修葺不便，情愿将父遗下分授民地一则，土坐堰潭墩前门地，量计五分零，其地四址，东至孙厚生房地，南至高塝，西至孙经沐并安林并肖琴地，北至裕厚公中（？）地并经发平屋为界，具立四址分明，所有地内破平屋两间一披，其屋坐南朝北，其屋上连椽瓦，四围装□、门窗、户壁，下连基地、墙宇、浮礅、石器，并有地内桑竹、杂木一并俱卖在内，情愿挽中出卖与泉口公会真神堂为业。三面言明，计地价英洋八十五元正，其洋当日随契收足。自卖之后，任从出洋公会管业、起造、砍掘、布种、收花，中间虽有伯叔、兄弟、子侄，并无阻碍、争执等事。此系两愿，各无异言，恐后无凭，立此永尽允卖契，存照行。

零（另）批：[一]

经发、兴化门口明堂、行路一堸公同，婚丧出入无阻，并照行。

又批：

契内"有"字一个，并照行。

再批：

该基地为建作教堂公产，并照行。

即日立除票：

孙经沛等今将卅八都一庄孙瑾房户内民地二分五厘另（零），又孙瑜房户内民地二分五厘正，共计民地五分另（零），情原（愿）出除与木都本庄泉口真神堂户内过户、输粮，[二]并照行。除。

民国四年十一月　日立永尽允卖契：孙经沛（押）契

同卖胞弟：　经漪（押）

见中：　子瑜（押）

经沐（押）

经渠（押）

连生（押）

何兴才（押）

江辅才（押）

王慈荣（押）

代字：王世恩　笔

【校记】

〔一〕"零"，据上下文义校作"另"。

〔二〕"原"，据上下文义校作"愿"。

【说明】

（一）此契见添注"NINGPO""No.75""Np.13C""新""17""22""奉化县泉口真神堂"等。

（二）此契上方贴面值二分"中华民国印花税票"一枚，印花上疑加盖"奉化县移转税消印"一方。

（三）此契附民国时期《买契》，仅见末二行"中人：连生。中华

民国五年九月　日”，亦见左边已被截为半字之骑缝字号“奉买□第二千八百九十□号　完税□□□□”。

（四）此契及《买契》钤印三方。一方钤于契文中价数处，一方钤于此契与《买契》粘连处，以上印文均为“奉化县印”；另一方钤于《买契》骑缝字号处，半方印文依稀可辨“浙江”二字。

1916 年

民国五年（1916）
章御房与西门真神堂立永远尽卖屋契

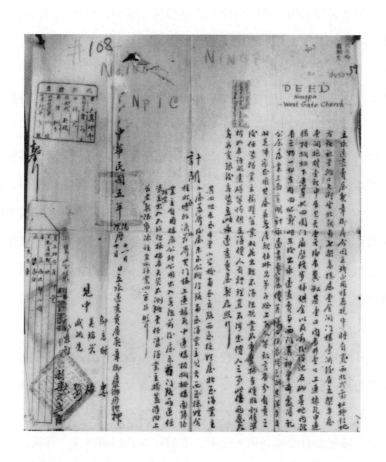

【释文】

立永远尽卖屋契

章御房今因乏钱正用，情愿挽中将自买西北二啚虹桥九（？）地方张祀堂衖口大街，坐北朝南七架高楼屋一全间，门楼一间，后有五架平屋一间，拖檐一所，中有见天一方，后有粪缸基一口，内有井一口，上连椽瓦，中连楼板、搁栅，下连基地，四围门扇、壁络、步梯俱全，以及前后浮沉、石砌、基地内所有之物，一切在内，四址载明在后，出永远尽卖与西门真神堂本处浸礼公会为业。三面言明，计永远尽卖屋价英洋四百三十元正，其洋当日收足，归家正用。其屋并无房亲、伯叔、兄弟、子侄上下人等乱言有分（份）。自卖之后，任凭得业主输粮、管业、收花、出租，不得阻执。业不重叠，抵当价非利债准折。如有诸般违碍等情，俱是得价人自行理直，不涉出价人之事。此系两愿，各无异言，恐后无凭，立此永远尽卖屋契，存照行。

计开：

其四址，东至本堂小学校，南至官路，西至徐姓屋，北至得业主小屋为界。后屋东至公衖行路，南至得业主见天，西至徐姓合柱，北至墙外滴水为界，其门楼上连椽瓦，中连楼板、搁栅，楼面归得业主自用，楼底公行公用，出入无阻。前后屋东首门路两道，任凭得业主出入，不得阻执。倘有天灾不测，衖堂任凭得业主搭盖。随附上首老契六纸，添注"至、水、得、业"四字，并照行。

中华民国五年阳历十一月、阴历十月　　日立永远尽卖屋契：章御房（章御房押）

见中：邬高财（押）

吴瑞兴（押）

戚开先（押）

郑恩智（押）

契吉行。

【说明】

（一）此契见添注"NINGPO""No.108""Np.1C""20""39""$450""真神堂""沈玉卿""DEED, Ningpo—West Gate Church"等。

（二）此契加盖民国时期"收契备查"印，印文如下：

	业户	真神堂
收契备查	□□月日	二月十四日
	类别	买
	税类别	新税
	契价	四百三十元
	列册□□	第□□□号
	□□□□	第□□号

（三）此契附民国时期《买契》，右边见印一行骑缝字号"鄞买字

第八千三百九十八号 完税十七元二角"，已被截为半字。上述《买契》（部分）其文如下：

鄞买字第八千三百九十八号 完税十七元二角

买契	买主姓名	真神堂	
	不动产种类	地	
	坐落	西北部二嵒	
	面积	一分	
	四至	东至	车

（四）此契及《买契》钤印四方。三方钤于契首及契文中价数、年份处，另一方钤于此契与《买契》粘连处，印文均为"鄞县之印"。

（五）此契加盖民国十四年鄞县地方审判厅登记处印，印文如下：

鄞县地方审判厅登记处
登记簿第 14 册第 157 页第 417 号
中华民国十四年九月廿四日收件第 131 号

民国五年（1916）
章华记与华美医院立永远尽卖地契

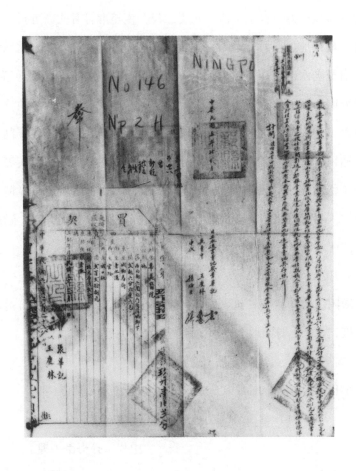

【释文】

立永远尽卖地契

章华记今因管业不便，情愿将上年自置西北六畠，坐落北门内沿城脚下盖地一方，自东至西计八丈二尺，南至北计廿丈一五尺，系权字号，量计地二亩六分［六］［厘］六毫，［一］其四址，东至北城脚马衖，南至老水沟，西至官路，北至北城口址（旧址侧乱石堆）为界，四址分明，挽中出永卖与华美医院为业。三面言明，计永卖地价英洋二百念（廿）八元正，其洋当日收足归用。自卖之后，任凭开割、过户、输粮、管业、建造房屋，均无阻执。其地并无章姓亲族人等乱言有分（份），业不重叠，抵当价非利债准折。如有诸般违碍等情，俱系得洋人自行理直，不涉出洋者之事。此系两愿，各无异言，恐后无凭，立此永远尽卖地契，存照行。

计开：

随附上首印税契二纸，副（？）契入纸，又上上首崔姓出卖米姓契一纸，又上上首荣敬会出永吴姓契一纸，并照行。

中华民国五年十二月　日立永远尽卖地契：章华记（押）

见卖中：王庆林（押）

中代：孙梅臣（押）

契利市。

【校记】

[一]"六厘",据此契附《买契》补。

【说明】

（一）此契见添注"NINGPO""No.146""Np.2H"。

（二）此契见添注"北门内",标明标的物之位置。

（三）此契加盖民国时期"收契备查"印,印文如下:

收契备查	业户	华美医院
	□□月日	□月廿八日
	类别	买
	税类别	新税
	契价	二百二十八元
	列册□□	第 979 号
	□□□□	第□□号

（四）此契附民国时期《买契》,左右两边见各印一行骑缝字号
"鄞买字第九百七十九号　完税九元一角二分",且均已被截为半字。
上述《买契》其文如下:

鄞买字第九百七十九号　完税九元一角二分

买契	买主姓名	华美医院
	不动产种类	地
	坐落	西北部六畐,北门内沿城脚下

续表

	面积		二亩六分六厘六毛（毫）
买契	四至	东至	城脚马衕
		南至	老水沟
		西至	官路
		北至	城口址
	卖价		二百二十八元
	应纳税额		九元一角二分
	原契几张		一张
	摘　要		
	立契年月日		民国五年十二月
	卖主：张华记 中人：张庆林 中华民国六年二月二十六日　2943		

鄞买字第九百七十九号　完税九元一角二分

（五）此契及《买契》钤印五方。三方钤于契首及契文中价数、年份处，另二方钤于此契与《买契》粘连处，印文均为"鄞县之印"。

（六）此契加盖民国十四年鄞县地方审判厅登记处印，印文如下：

鄞县地方审判厅登记处
登记簿第 16 册第 19 页第 455 号
中华民国十四年十一月六日收件第 233 号

民国五年（1916）
裕庆堂与华美医院立永远尽卖地契

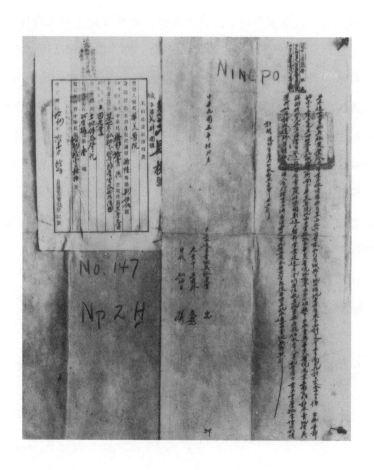

【释文】

立永远尽卖地契

裕庆堂今因管业不便，情愿将自置西北六畾坐落北门内城脚下地方隙地一方，自东至西计七丈合十五弓，南至北计十一丈合廿二弓，系　字号，量计地三分五厘三毫，其四址，东至北城脚马衙，南至华美医院地，西至官路，北至华美医院地为界，四至分明，挽中出永卖与华美医院为业。三面议明，计永卖地价英洋八十二元正，其洋当日收足归用。自卖之后，任凭开割、过户、输粮、管业、建造房舍，均无阻执。其地并无房亲、伯叔上下人等乱言有分（份），业不重叠，抵当价非利债准折。如有诸般违碍等情，俱系得洋人自行理直，不涉出洋者之事。此系两愿，各无异言，恐后无凭，立此永远尽卖地契，存照行。

计开：

随附官产局财政部照一纸，并照行。

中华民国五年十二月　日立永远尽卖地契：裕庆堂（押）押

见卖中：王庆林（押）

中代：孙梅臣（押）

【说明】

（一）此契见添注"NINGPO""No.147""Np.2H"。

（二）此契加盖民国十四年鄞县地方审判厅登记处印，印文如下：

鄞县地方审判厅登记处
登记簿第 16 册第 19 页第 455 号
中华民国十四年十一月六日收件第 233 号

（三）此契附民国十四年《不动产登记证明书》，见右边已被截为半字之骑缝字号"第二四八号"。上述证明书其文如下：

城字第二四八号

不动产登记证明书	
登记人姓名	华美医院
登记号数	不动产登记簿第 16 册第 455 号
收件年月日及号数	中华民国十四年十一月六日收件第 233 号
不动产之标示	基地三亩四分四厘六毫，坐落西北六圗
登记原因及其年月日	因老业
登记标的	土地保存登记
权利先后栏数	所有权部第一栏
登记年月日	中华民国十四年十一月十八日
右证明登记完毕 中华民国十四年十一月十八日鄞县地方审判厅登记处	

注意：如将此项证明书抵押或移转他人者应即作为废纸。

（四）此契及《不动产登记证明书》钤印二方，印文甚模糊，据同时期同类《不动产登记证明书》，疑此为"鄞县地方审判厅印"。

民国五年（1916）
孙兴化与泉口公会真神堂立永尽允卖基地契

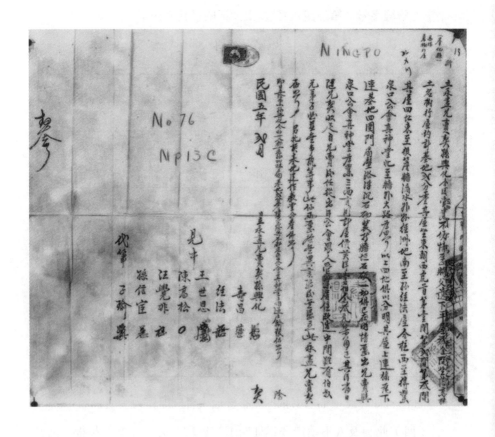

【释文】

立永尽允卖契

孙兴化今因管业不便，情愿将父遗下平屋三全间，坐落高楼，土名树行屋，约计基地二分零，其屋坐东朝西虎首第一间、第二间、第三间，其屋四址，东至后檐墙滴水外孙经洲地，南至孙经法屋合柱，西至得业泉口公会真神堂，北至墙外大路为界，以上四址俱以分明，其屋上连椽瓦，下连基地，四围门扇、壁络、浮沉、石砌、装新（？）、墙垣、石板一切俱已在内，情愿出允卖与泉口公会真神堂为业。三面言明，计屋价英洋一百念（廿）三元七角正，其洋当日随允契收足。自允卖后，任从出洋公会众人管业、居住、改造。中间虽有伯叔、兄弟、子侄，并无争执等事。此系两愿，各无异言，恐后无凭，立此永尽允卖契，存照行。

另批：

该基地建作教堂公产，并照行。

即日立除票：

孙兴化今收卅八都一庄孙加林户内基地二分零，情愿出除与本都庄泉口公会真神堂户内过户、输粮，并照行。除。

民国五年二月　日立永尽允卖契：孙兴化（押）契

见中：　寿昌（押）

经法（押）

王世恩（押）

陈高松（押）

汪觉非（押）

孙信宦（押）

代笔：　子瑜（押）

契吉行。

【说明】

（一）此契见添注"NINGPO""No.76""Np.13C""2243""13"
"新"。

（二）此契见添注"奉化县，高楼，土名树行屋"，标明标的物之
位置。

（三）此契上方贴面值二分"中华民国印花税票"一枚，印花上
疑加盖"奉化县移转税消印"一方。

（四）此契附民国时期《买契》，仅见末行所署年月"中华民国五
年九（？）月　日"，亦见左边已被截为半字之骑缝字号"奉买地（？）
字二千八百九十五号　完税□□□□"。

（五）此契及《买契》钤印三方。一方钤于契文中价数处，另二
方钤于此契与《买契》粘连处，印文均为"奉化县印"。

民国五年（1916）
孙经法与泉口公会真神堂立永尽允卖基地契

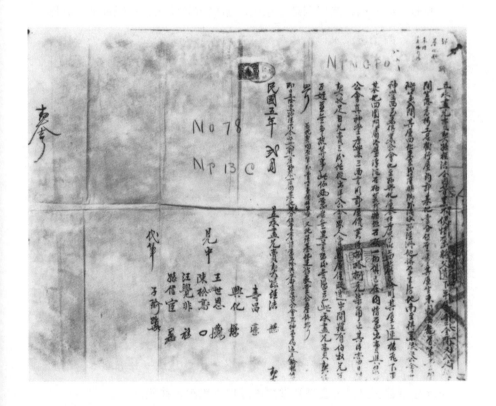

【释文】

立永尽允卖契

孙经法今因管业不便，情愿将父遗下平屋一全间，又八尺□间，坐落高楼，土名树行屋，约计基地一分五厘零，其屋坐东朝西龙首第一间衕、第二间，其屋四址，东至□檐墙脚外滴水、孙经洲地，并厚生房地，南至得业泉口公会真神堂，西至亦得业公会，北至孙兴化屋合柱为界，以上四址俱已分明，其屋上连椽瓦，下连基地，四围门扇、络壁、浮沉、石砌、装□、墙垣、石板一切俱已在内，情愿出卖与泉口公会真神堂为业。三面言明，计屋价英洋八十八元七角正，其洋当日随契收足。自允卖之后，任从出洋公会众人管业、居住、改造。中间虽有伯叔、兄弟、子侄，并无争执等事。此系两愿，各无异言，恐后无凭，立此永尽允卖契，并（？）照行。

另批：

契内原笔印一纸一个，并照行。

又批：

该基地建作教堂公产，并照行。

即日立除票：

孙经法今收卅八都一庄孙恭（？）一户内基地一分五厘零，情愿出除与本都庄泉口公会真神堂户内过户、输粮，并照。

民国五年二月　日立永尽允卖契：孙经法（押）契

见中：　寿昌（押）

兴化（押）

王世恩（押）

陈松高（押）[一]

汪觉非（押）

孙信宦（押）

代笔：　子瑜（押）

契吉行。

【校记】

[一]"松高"，原于"松"字旁注"下"字，"高"字旁注"上"字，据其意当作"高松"，然 1920 年之档案《兰院长六十生日三十周纪念送礼报册》中载"陈松高"一名，故不改。

【说明】

（一）此契见添注"NINGPO""No.78""Np.13C"。

（二）此契见添注"奉化县，高楼，土名树行屋"，标明标的物之位置。

（三）此契上方贴面值二分"中华民国印花税票"一枚，印花上疑加盖"奉化县移转税消印"一方。

（四）此契附民国时期《买契》，仅见左边已被截为半字之骑缝字号"奉字□□□□号　完税□□□□"。

（五）此契及《买契》钤印三方。一方钤于契文中价数处，另二方钤于此契与《买契》粘连处，印文均为"奉化县印"。

1917 年

欢送兰雅谷医士及其夫人荣旋之热闹（宁波）
（邬光道）

五月九号，为宁波北门外浸会华美医院医学博士兰雅谷先生及其夫人第三次荣旋之期。是日送者除先生之同事暨门生外，更有高桥恤孤院之军乐队，医院之爆竹队，及抵江天轮埠，复见甬地绅商、中西医士、牧师、教友、男女病人，以及学校代表等约三百余人与先生及其夫人行握别礼。迨夫钟打四下，汽笛一鸣，均向先生及其夫人脱帽扬巾，大有恋恋不舍之景象。特志之，以祝一路平安。

【说明】上述报道刊载于《兴华》1917 年第 14 卷第 24 册。

1918 年

宁波发现时疫

宁波自入冬以来，久旱无雨，天气冷燥，以致时疫乘间而起。公立普仁医院院长张箴言于前月中旬在糖行街某行经理家诊症发现斯疫，其现象极似猩红热。彼时染者病已深入，无可救药，后于门诊时又发见三人，得治者二人。北门外华美医院亦发见四五人，足见此疫近已蔓延渐广，若不亟起扑灭，后患何堪设想？有保护公众卫生之责者，请注意及之。

【说明】上述报道刊载于《申报》1918 年 1 月 16 日。

兰雅谷七名弟子赠送师母兰夫人银质餐巾环

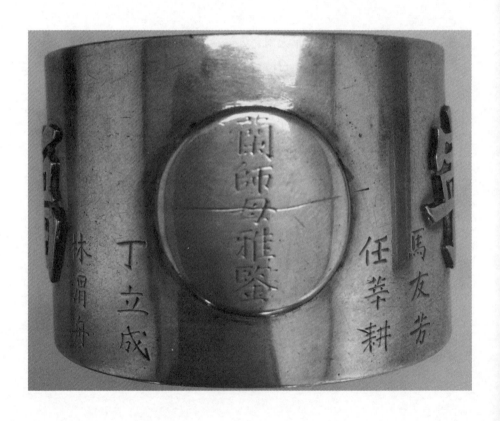

【释文】

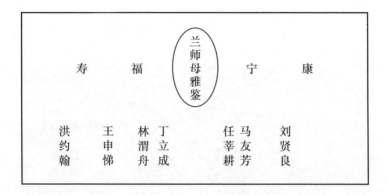

【说明】

（一）此餐巾环，系新西兰华裔王英安女士 2012 年于该国以 1000 新元（折合人民币约 5000 元）拍得，2014 年 6 月 27 日王英安将此捐赠给宁波市第二医院，参见《东南商报》《宁波晚报》2014 年 7 月 8 日分别题作《百年历史餐巾环的万里寻根之旅》《一件百年银餐巾环辗转回到宁波》等相关报道，现藏于宁波市第二医院档案室。

（二）此餐巾环，系纯银材质，直径 4.6 厘米，宽 3.5 厘米，重 45 克，银标"Zeewo 德泰"，正中镌刻"兰师母雅鉴"，以此自左向右镌刻"福寿康宁"四个大字，其中又镌刻"丁立成""林渭舟""王申悌""洪约翰""刘贤良""马友芳""任莘耕"七人姓名。

（三）此餐巾环，或是上述华美医院院长兰雅谷七名弟子赠送兰师母安娜之生日礼物，据《门人纪念师母兰夫人碑摄影》，兰师母生于 1860 年 6 月 14 日，逝于 1919 年 1 月 7 日，疑此餐巾环赠送兰师母时间或是 1918 年 6 月 14 日左右，时兰师母虚龄 60 岁，故将此餐巾环系于 1918 年。

兰雅谷夫人像

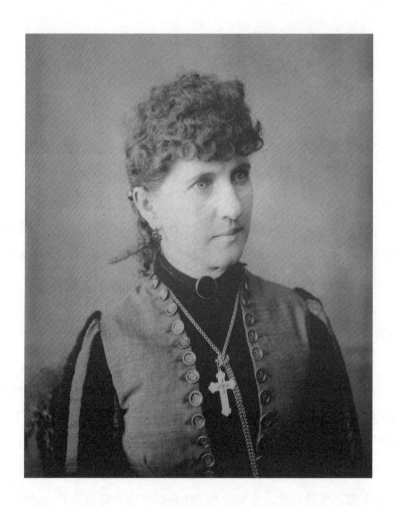

【说明】

（一）此照片系兰雅谷曾外孙女格林女士于 2018 年 4 月 21 日赠送给宁波市第二医院，参见《现代金报》2018 年 4 月 22 日题作《兰雅谷后人来甬探访祖辈足迹》等相关报道，现藏于宁波市第二医院档案室。

（二）此照片人物系兰雅谷夫人安娜，其逝于 1919 年 1 月 7 日，故此照片亦应摄于上述时间之前，暂且将此系于 1918 年。

兰雅谷与夫人合影

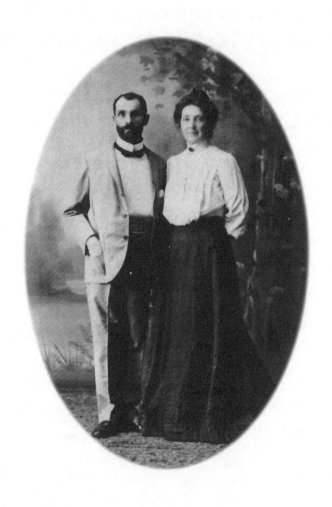

【说明】

（一）此照片系兰雅谷曾外孙女格林女士于 2018 年 4 月 21 日赠送给宁波市第二医院，参见《现代金报》2018 年 4 月 22 日题作《兰雅谷后人来甬探访祖辈足迹》等相关报道，现藏于宁波市第二医院档案室。

（二）此照片左侧人物系兰雅谷，右侧系其夫人安娜，后者逝于 1919 年 1 月 7 日，故此照片亦应摄于上述时间之前，暂且将此系于 1918 年。

民国七年（1918）
冯瑞卿与美国浸礼会立永远尽卖地契

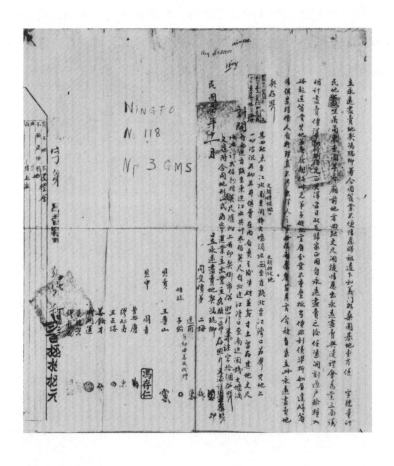

【释文】

立永远尽卖地契

冯瑞卿等今因管业不便，情愿将祖遗下和义门外桑园基地一方，系　字号，量计民地七亩，坐落甬东一图羊府庙前地方，四趾丈尺开后，情愿出永远尽卖与浸礼会为业。三面议明，计尽卖价洋四千八百元正，其洋当日收足，归家正用。自永远尽卖之后，任凭开割、过户、输粮、入册、起造、管业。其地并无房亲、伯叔、兄弟、子侄乱言有分（份），业不重叠，抵当价非利债准折。如有违碍等情，俱是得价人自行理直，不涉出洋人之事。此系两愿，各无异言，今欲有凭，立此永远尽卖地契，存照行。

计开：

其四趾，东至江水，又胡姓坟地，南至闽栈大墙滴水，又胡姓坟地，西至官路，北至江湾口为界，其地上一切浮沉、石砌并井俱卖在内。自卖之后，冯姓并无寸土留存。其地丈尺，自西边官路至东边江水，共计三百英尺，自北边江湾口至南边闽栈大墙滴水，共计二百四十英尺，随附上首印契八纸，并照行。

又，添注字十个，并照行。

又，随附合同地形图一式两纸，进业主、出业主各执一纸，存照行。

又，添注"图"字一个，并照行。

民国七年十一月　日立永远尽卖地契：冯瑞卿（押）

同受价弟：　二梅（押）

逅甫（押）

侄孙：　子贻（押），年幼，母姜

氏代押

见卖：王鲁山（押）

见中：图章 冯存仁

曹安庆（押）

缪仁寿（押）

王正绥（押）

姜余才（押）

戚开运（印）

吴瑞兴（印）

缪庞长（印）

中代：丁育三　字[一]

【说明】

（一）此契见添注"NINGPO""No.118""Np.3GMS""Pay $4800.00"。

（二）此契中"七亩"处钤印一方，未识。

（三）此契附民国时期《买契》，右边见印一行骑缝字号"字第□□□□号　完税二百八十八元"，已被截为半字。上述《买契》（部分）其文如下：

字第□□□□号　完税二百八十八元

买契[二]	买主姓名	浸礼会
	不动产种类	地
	坐落	
	面积	七亩

（四）此契及《买契》钤印三方。二方钤于契文中价数、年份处，另一方钤于此契与《买契》粘连处，印文均为"鄞县之印"。

（五）此契加盖民国十四年鄞县地方审判厅登记处印，印文如下：

鄞县地方审判厅登记处
登记簿第 13 册第 97 页第 377 号
中华民国十四年七月卅一日收件第 94 号

【校记】

〔一〕"字"，据下文《民国七年（1918）冯瑞卿与美国浸礼会立永远尽卖地价契》补。

〔二〕"买"，据同时期同类《买契》补，下同，不另出校。

庆贺欧战胜利会

宁波戒严司令部于十六日上午十时半开庆贺协约国完全胜利茶话会，司令部大门二门均扎松柏，悬挂灯彩，大堂口扎彩排楼一座，两行菊花，堂内陈设酒点水果。各机关人员先时到场，官厅有道尹、监督、团长、警厅长、检察厅长、鄞县知事等，学界有第四中学校长、商业校长、劝学所长、第一高小校长等，绅界有林朵峰、冯止凡、林子鹤、李松侯等，商界有商会会长、中银行长、宁绍公司经理等。外宾既至，先入休憩室略坐，振铃入席，奏军乐止。由会稽道尹代表鄞县教育科长刘亭孙君报告开会宗旨后，道尹暨各官长致贺词，英领事、税务司、美教士、励建侯、林藜叔、袁瑞甫、汪吁笙君相继演说毕，来宾茶会，又奏军乐，高呼万岁，旋退入休憩室。散会时已一句钟矣。到会人数约三百余人，莅会西宾有英领事布理那、税务司克雷摩、天主堂赵主教、英三一书院、斐迪学堂、基督徒公会、美长老公会、浸礼公会、华美医院各教士，英商太古爱得文、亚细亚华礼士、英美烟公司俄朋匹特麦堪、逊昌洋行逊爱飞、美商美孚阿特司理特、法商永兴满歌等云。

【说明】上述报道刊载于《申报》1918 年 11 月 20 日。

民国七年（1918）
冯瑞卿与美国浸礼会立永远尽卖地价契

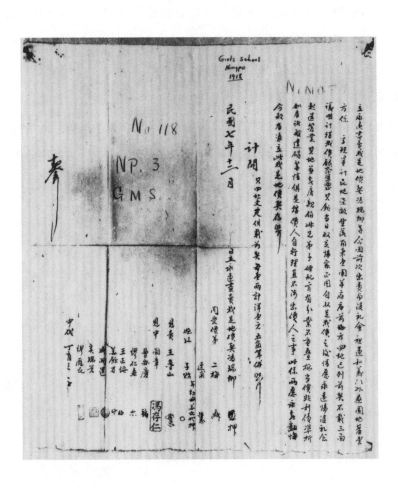

【释文】

立永远尽卖我足地价契

冯瑞卿等今因前次出卖与浸礼会祖遗和义门外桑园地基一方，系　字，现量计民地七亩，坐落甬东一图羊府庙前地方，四址已列前契，不载。三面议明，计得成价银二千一百卅两正，其银当日收足，归家正用。自收足我价之后，情愿永远归浸礼会起造、管业。其地并无房亲、伯叔、兄弟、子侄乱言有分（份），业不重叠，抵当价非利债准折。如有诸般违碍等情，俱是得价人自行理直，不涉出价人之事。此系两愿，永无翻悔，今欲有凭，立此我足地价契，存照行。

计开：

其四址丈尺俱载前契，每一两计洋一元五角算，并照行。

民国七年十二月　日立永远尽卖我足地价契：冯瑞卿（押）

同受价弟：　　二梅（押）

迓甫（押）

侄孙：　　子贻（押），年幼，

母姜氏代押

见卖：王鲁山（押）

见中：图章 冯存仁

曹安庆（押）

缪仁寿（押）

王正绥（押）

姜余才（押）

戚开运（印）

吴瑞兴（印）

缪庞长（印）

中代：丁育三　字

契吉行。

【说明】

（一）此契见添注"NINGPO""No. 118""Np. 3GMS"。

（二）此契见西人英文，识得"Girls School, Ningpo, 1918"。

1919 年

甬人毅力防疫

鄞县城厢各处日来发生时疫，一般慈善家发起临时治疫医院者，已有三处。一名甬东临时治疗医院，院址在三江口得懋木行旧址，系严君康懋等所组织，西医兰雅谷君为院长，詹唯一君为住院主任医士，定阴历七月初十日开诊。一名宁波临时时疫医院，院址在后市满春坊，系张君天锡组织，主任医士为杨传华君昆季二人，于七月初五日开诊。一名宁波公立时疫病院，院址在天宁寺隔壁李公祠，系胡君叔田等所组织，医士为胡子程、孙莘墅、周星南三君，定七月十一日开诊。凡病人来院就诊者，均不取医药金，已各登报布告矣。

【说明】上述报道刊载于《申报》1919 年 8 月 5 日。

民国八年（1919）
孙彬与美国浸礼会立永远尽卖地文契

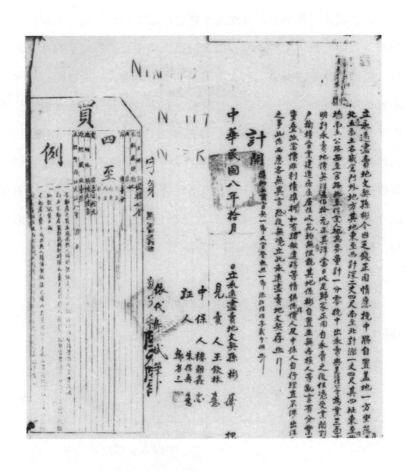

【释文】

立永远尽卖地文契

孙彬今因乏钱正用，情愿挽中将自置盖地一方，坐落甬东北一隅，土名咸仓门外地方，其地东至西计深二丈四尺，南至北计阔一丈四尺，其四址，东至得业墙，南至公路，西至官路，北至得业人地为界，量计一分零，挽中出永卖与美浸礼公会为业。三面言明，计永卖地价英洋一百十元正，其洋当日收足，归家正用。自永卖之后，任凭受业开割、过户、输粮、管业、建造房屋、居住、收花，均无阻执。其地系彬自置，并无房族人等乱言有分（份），业不重叠，抵当价非利债准折。如有诸般违碍等情，俱系得价人及中保人自行理直，不涉出洋人之事。此系两愿，各无异言，恐后无凭，立此永远尽卖地文契，存照行。

计开：

随附上首官契一纸，又官营执照一纸，添注"得、得"字二个，并照行。

中华民国八年十月　日立永远尽卖地文契：孙彬（押）

见卖人：王钦林（押）

中保人：楼朝鑫（押）

证人：朱得寿（押）

邬省三（印）

依代：邬斌　笔

【说明】

（一）此契见添注"NINGPO""No.117""Np.3K""pay $110"等。

（二）此契附民国时期《买契》，右边见印一行骑缝字号"字第□千九百□□□号　完税六元六角"，已被截为半字。上述《买契》（部分）其文如下：

字第□千九百□□□号　完税六元六角

买契	买主姓名	浸礼公会	
	不动产种类	地	
	坐落		
	面积	一分	
	四至	东至	
		南至	
		西至	
		北至	
	卖价	一百十元	
	应纳税额	六元六角	
	原契几张	一张	
	立契年月日	民国八年　月　日	

续表

买契	例则摘要：[一] 一、不动产之买主或承典人须于契纸成立后六个月以内赴该管征收官署投税。 一、订立不动产买契或典契时须由卖主或出典人赴该管征收官署填具申请书请领契纸，缴纳契纸费五角。 一、不动产之卖主或出典人请领契纸后已逾两月，其契约尚未成立者，原领契纸失其效力，但因有障碍致契约不能成立时，得于限内赴征收官署申明事由，酌予宽限。

（三）此契及《买契》钤印三方，甚模糊，未识。二方钤于契文中价数、年份处，另一方钤于此契与《买契》粘连处。

（四）此契加盖民国十四年鄞县地方审判厅登记处印，印文如下：

鄞县地方审判厅登记处
登记簿第 13 册第 91 页第 336 号
中华民国十四年七月卅一日收件第 93 号

【校记】

［一］"则摘要"，据同时期同类《买契》补。

民国八年（1919）
刘芹生与美国浸礼会立永远尽卖基地文契

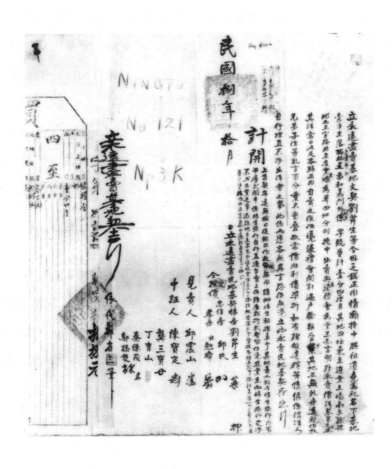

【释文】

立永远尽卖基地文契

刘芹生等今因乏钱正用，情愿挽中将祖遗尧园祀名下基地一方，坐落甬东一畕和义门外地方，系　字号，量计一分四厘另（零），其地四址，东至进业主墙，南至孙姓地，西至官路，北至进业主墙为界，四址分明，挽中出卖与美浸礼会为业。三面言明，计永卖价洋三百元正，其洋当日收足，各归正用。自卖之后，任凭浸礼会开割、过户、输粮、管业。其地并无外房、远亲、伯叔、兄弟、子侄等乱言有分（份），业不重叠，抵当价非利债准折。如有诸般违碍等情，俱系得洋人自行理直，不涉出洋者之事。此系两愿，各无异言，恐后无凭，立此永卖民地基契，存照行。

计开：

上首契年远无检，日后拾出作故纸无用。随附时生租摺一个，其地基内租与时生柴行，内有平屋二间半，系时生柴行自行盖造。自卖之后，该屋或行或暂留，任凭进业主向时生柴行交涉，不与出业之事。添注"地、方、主"字三个，涂改"业"字一个，添注"纸、受"字二个，涂抹"纸、授"字二个，添注"美"字一个，"甬、东、一"三字涂改，"西、北、五"字三个，添注"畕"字一个，并照行。

民国八年十月　日立永远尽卖民地基契：悌房：刘芹生（押）

同受价：忠信房：邱氏（押）

　　　　　　　　孝房：侄：勉璋（押）

　　　　　　　见卖人：邱震山（押）

　　　　　　　中证人：陈宝定（押）

　　　　　　　　　　　龚三宝（押）

　　　　　　　　　　　丁育山（印）

　　　　　　　　　　　秦德茂（押）

　　　　　　　　　　　邬谒双（押）

　　　　　　　依代：邬省三　笔（印）

　　立永远尽卖基地契吉利。

【说明】

　　（一）此契见添注"NINGPO""No.121""Np.3K""pay $300"等。

　　（二）此契见添、废、改字凡七处，均钤邬省三之印。

　　（三）此契附民国时期《买契》，见右边印一行骑缝字号"字第
□□□□号　完税十八元"，已被截为半字。上述《买契》（部分）其
文如下：

　　　　　　　字第□□□□号　完税十八元

买契	买主姓名	浸礼会
	不动产种类	地
	坐落	
	面积	一分四厘

续表

买契	四至	东至	
		南至	
		西至	
		北至	
	卖价		三百元
	应纳税额		十八元
	原契几张		一张

（四）此契及《买契》钤印三方，未识。二方钤于契文中价数、年份处，另一方钤于此契与《买契》粘连处。

（五）此契加盖民国十四年鄞县地方审判厅登记处印，印文如下：

鄞县地方审判厅登记处
登记簿第 13 册第 91 页第 336 号
中华民国十四年七月卅一日收件第 93 号

民国八年（1919）
冯瑞卿与美国浸礼会立永远找绝屋地文契

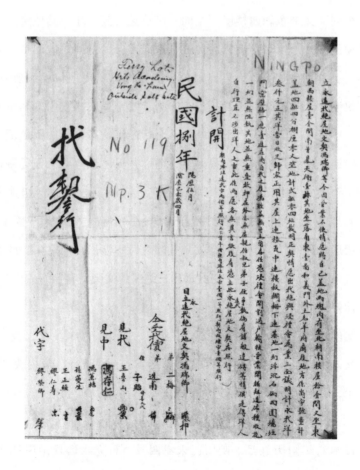

【释文】

立永远找绝屋地文契

冯瑞卿等今因管业不便，情愿将自己盖地两块，内有坐北朝南楼屋十全间，又坐东朝西楼屋一全间，南首见天衕一埭，其地坐落甬东一啚和义门外，土名羊府庙后地方，系岗字号，量计盖地四亩四分八厘零，又涂地计二亩零，四址载明正契，情愿出找绝与浸礼会为业。三面议明，计永找洋三千元正，其洋当日收足，归家正用。其屋上连椽瓦，中连楼板、搁栅，下连基地，一切浮沉、石砌、四围墙垣、门窗、壁络一应卖进在内。自找之后，冯姓并无寸土留存，任凭浸礼会开割、过户、输粮、管业、开掘、起造、布种、收花，一切并无阻执。其地并无重叠、抵押在外，亦无房亲、伯叔、兄弟、子侄争执。倘有诸般违碍等情，俱是得洋人自行理直，不涉出洋人之事。此系两愿，各无异言，欲后有凭，立此永远找绝屋地文契，存照行。

计开：

契内添注"远、找"字两个，并照行。

又，下首年份棣内添注"永"字一个，一并照行。契内改"埭"字一个，并照行。

民国八年阳历五月、阴历己未岁四月　日立永远找绝屋地文契：

冯瑞卿（押）押

同受代价：弟：二梅（押）

　　　　　　弟：迓甫（押）

　　　　　　侄：子贻（押），母姜氏代

　　见找：王鲁山（押）

　　见中：冯存仁（印）

　　　　　冯蕙塘（押）

　　　　　孙夔生（押）

　　　　　王正绥（押）

　　　　　缪仁寿（押）

　　代字：缪荣卿　笔

找契吉行。

【说明】

（一）此契见添注"NINGPO""No.119""Np.3K"。

（二）此契见西人英文数行，仅识得"Feng □ girls academy Vong □□ outside east gate"。

民国八年（1919）
戴仁房与美国浸礼会立永远允卖地契

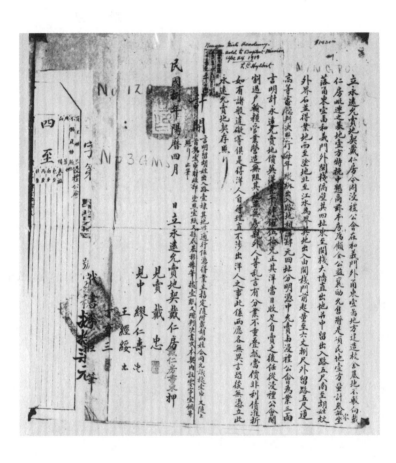

【释文】

立永远允卖地契

　　戴仁房今因浸礼公会在和义门外甬东一啚地方建造校舍，基地不敷，向戴仁房毗连之基地一方，特挽中恳商，兹本房为顾全公益，襄助允售将是项民地一方，量计三亩零，坐落甬东一啚和义门外闽栈隔壁，其四址，东至闽栈大墙直出地并中留出入路五尺，南至胡姓坟外界石并得业地，西至涂地，北至江水为界，其地出入由闽栈门前起量至六丈八尺外留路五尺，遵高等审判庭判决照行，每年缴纳出入路地租洋四元，四址分明，凭中允卖与浸礼公会为业。三面言明，计永远允卖地价英洋一千四百五十元正，其洋当日收足。自卖之后，任从浸礼公会开割、过户、输粮、管业、营造无阻。其地并无房亲、外人等乱言有分（份），业不重叠，抵当价非利债准折。如有诸般违碍等，俱是得洋人自行理直，不涉出洋人之事。此系两愿，各无异言，恐后无凭，立此永远允卖地契，存照。

　　计开：

　　言明留胡姓出入路一埭，其地点通行，任凭得业主指定。随附戴、胡两姓合同，允议据一纸。

　　又，随上首契一纸，财政部涂照一纸。

　　又，孙辰基移转笔据一纸。

　　又，附判决书二本，契内注“零”字一个，并照。止笔。

民国八年阳历四月　日立永远允卖地契：戴仁房，戴仁房书柬，押

　　　　　　　　见卖：戴忠（印）

　　　　　　　　见中：缪仁寿（押）

　　　　　　　　　　　王经绥（押）

　　　　　　　　　　　丁育三（印）

　　　　　　　代书：李臣　笔

【说明】

（一）此契见添注"NINGPO""No.120""Np.3GMS"。

（二）此契见添注"Ningpo Girl's academy sold to Baptist mission. Apr. 24, 1919. L. C. Hylbert""\$1450"等。"L. C. Hylbert"中文名"郝培德"。

（三）此契附民国时期《买契》，右边见印一行骑缝字号"字第□千九百三□□号　完税八十七元"，已被截为半字。上述《买契》（部分）其文如下：

字第□千九百三　□□号　完税八十七元

买契	买主姓名	浸礼公会
	不动产种类	地
	坐落	
	面积	三亩

续表

买契	四至	东至	
		南至	
		西至	
		北至	
	卖价[一]	一千四百五十元	
	应纳税额[二]	八十七元[三]	

（四）此契及《买契》钤印三方。二方钤于契文中价数、年份处，另一方钤于此契与《买契》粘连处，印文均为"鄞县之印"。

（五）此契加盖民国时期鄞县地方审判厅登记处印，印文如下：

| 鄞县地方审判厅登记处 |
| 登记簿第 13 册第 97 页第 377 号 |
| 中华民国十四年七月卅一日收件第 94 号 |

【校记】

〔一〕"卖价"，据同时期同类《买契》补。

〔二〕"应纳税额"，据同时期同类《买契》补。

〔三〕"八十七元"，据此《买契》骑缝字号补。

1920 年

民国九年（1920）
信一堂代表胡兆裕等与美国浸礼会立永远尽卖地文契

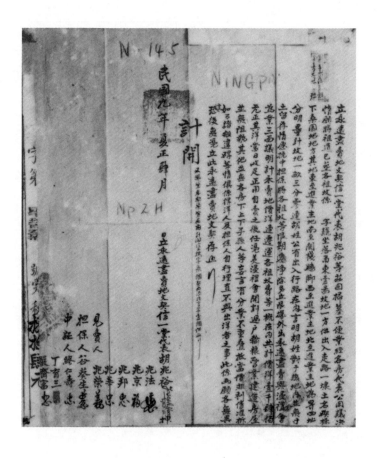

【释文】

立永远尽卖地文契

　　信一堂代表胡兆裕等兹因扫墓不便，业经各房代表公同议决，情愿将祖遗己葬各祖坟，系　字号，坐落甬东一圅坟地一方并出入走路一埭，土名碶桥下桑园地地方，其地东至进业主地，南至闽栈墙脚，西至进业主地，北至进业主地为界，四址分明，量计坟地一亩三分零，连胡姓公有出入行路在内，言明胡姓对于该地内并无寸土留存，情愿挽中担保将各祖坟等限期迁净，除另立限据外，出永远尽卖与浸礼会为业。三面议明，计永卖地价洋连迁运各祖坟费等一概在内，共计价洋一千四百元正，其洋当日收足正用。自卖之后，任凭美浸礼会开割、过户、输粮、管业、建造房屋，并无阻执。其他并无各房下、上下子孙人等妄言有分（份），业不重叠，抵当价非利债准折。如有诸般违碍等情，俱系得洋人及担保人自行理直，不与出洋者之事。此系两愿，各无异言，恐后无凭，立此永远尽卖地文契，存照行。

　　计开：[一]

　　计开：[二]

　　涂抹字七（九）个，[三]契内添注"言"字一个，并照行。

　　民国九年夏正四月　日立永远尽卖地文契：信一堂代表：胡兆裕（押）押

兆法（押）　

兆京（押）

兆邦（押）

兆华（押）

见卖人：　兆荣（押）

担保人：谷葵生（押）

中证人：缪仁寿（押）

丁育三（印）

严齐富（押）

【校记】

〔一〕"计开"后原先书有"又涨涂三亩七分在内"，后又划去，当删，未录。

〔二〕"计开"二字属衍文，因当时书者在划去"又涨涂三亩七分在内"时未注意上文已书有"计开"二字而致衍。

〔三〕"七"，当校作"九"，由上文可知，所涂去"又涨涂三亩七分在内"，凡九字，非七字也。

【说明】

（一）此契见添注"NINGPO""No.145""Np.2H"。

（二）此契附民国时期《买契》，仅见右边一行骑缝字号"鄞字第二千九百三十号　完税八十四元"，已被截为半字。

（三）此契及《买契》钤印三方。二方钤于契文中价数、年份处，另一方钤于此契与《买契》粘连处，印文均为"鄞县之印"。

（四）此契加盖民国十四年鄞县地方审判厅登记处印，印文如下：

鄞县地方审判厅登记处
登记簿第 13 册第 97 页第 377 号
中华民国十四年七月卅一日收件第 94 号

民国九年（1920）
谢炳员与荸湖镇浸礼会耶稣堂立永卖地契

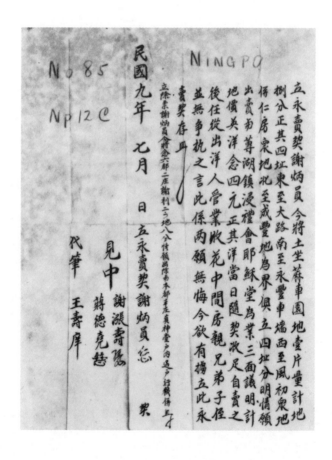

【释文】

立永卖契

谢炳员今将土坐蔴车园地一片，量计地八分正，其四址，东至大路，南至永丰车墙，西至风初众地并仁房众地，北至成丰地为界，俱立四址分明，情愿出卖与荨湖镇浸礼会耶稣堂为业。三面议明，计地价英洋念（廿）四元正，其洋当日随契收足。自卖之后，任从出洋人管业、收花。中间房亲、兄弟、子侄并无争执之言。此系两愿，无悔，今欲有据，立此永卖契，存照行。

立除票：

谢炳员今将念（廿）六都二庄谢利二房地八分，情愿出除与本都本庄真神堂户内过户、行粮，并照行。

民国九年七月　　日立永卖契：谢炳员（押）契

　　　　　　　　　见中：谢涨寿（押）

　　　　　　　　　　　蒋德尧（押）

　　　　　　　　　代笔：王寿庠

【说明】此契见添注"NINGPO""No.85""Np.12C"。

民国九年（1920）
丁七房与女子两等小学校立永远绝卖地契

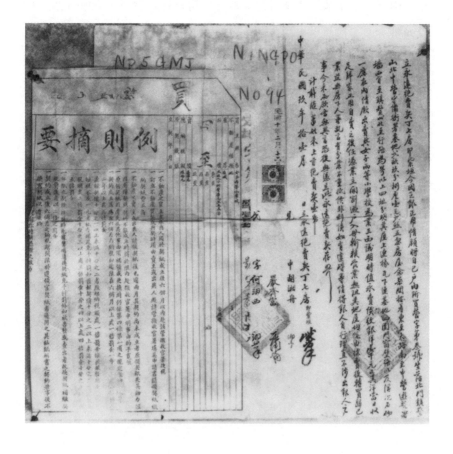

【释文】

立永远绝卖契

丁七房即紫垣，今因乏银正用，情愿将自己户内所买营字第三号，坐落北门镇鳌山北中营守备衙署，基地二亩九分八厘一毛（毫）二丝五忽，房屋念（廿）七间，按着东至大路，南至中营游击署墙，西首至镇鳌山，北至行路为界，以上四址分明，其屋上连椽瓦，下连基地，四围门窗、壁络以及浮沉、石砌一应在内，情愿出卖与女子两等小学校为业。三面议明，时值永卖价纹银洋一千元正，其洋当日收足，归家正用。自卖之后，任凭业主开割、过户、入册、输粮、管业无阻。其地、屋均系由标卖后转买归己业，并无房下人等乱言有分（份），业不重，抵价非利债。如有违碍等情，得银人自行理直，不涉出银人之事。今来两愿，各无异言，恐后无凭，立此永远绝卖契，存照行。

计载：

随董姓来上首绝卖契一纸。

中华民国九年十一月　日立永远绝卖契：丁七房，即紫垣（押）

见中：胡湘舟（押）

严齐富（押）

代字：何翊西（押）

【说明】

（一）此契见添注"NINGPO""No.94""Np.5GMJ"。

（二）此契西人英文数行，字迹模糊，未能释读。

（三）此契贴面值一角"中华民国印花税票"二枚，旁注"民国十年二月十六日收到税银讫"。

（四）此契附民国时期《买契》，见右边印一行骑缝字号"定地字第一千一百九号　完税六十元"，已被截为半字。上述《买契》其文如下：

定地字第一千一百九号　完税六十元

买契	买主姓名		女子两等小学校
	不动产种类		地
	坐落		在城
	面积		二亩九分八厘一毛（毫）二丝五忽
	四至	东至	
		南至	
		西至	
		北至	
	卖价		一千元
	应纳税额		六十元
	原契几张		
	立契年月日		

买契	例则摘要：
	一、不动产之买主或承典人须于契纸成立后六个月以内赴该管征收官署投税。
	一、订立不动产买契或典契时须由卖主或出典人赴该管征收官署填具申请书请领契纸，缴纳契纸费五角。
	一、不动产之卖主或出典人请领契纸后已逾两月，其契约尚未成立者，原领契纸失其效力，但因有障碍致契约不能成立时，得于限内赴征收官署申明事由，酌予宽限。
	一、原领契纸因遗失及其他事由须补领或更换时，仍依第四条第一项之规定缴纳契纸费。
	一、契约成立后六个月内纳税，如逾限在六个月以上，处一倍罚金，一年以上，处二倍罚金，二年以上处三倍罚金。
	一、匿报契价十分之一以上未满十分之二者，照短纳税额处一倍罚金；惟匿报数虽及一成，其短税不及一元者，只令补足，免予科罚；如匿报契价十分之二以上未满十分之三者，照短纳税额处二倍罚金；十分之三以上处三倍罚金；十分之四以上处四倍罚金；十分之五以上处五倍罚金。
	一、私纸立契，除投税时先据声明请换契纸免予科罚外，如被告发或查出者，改换契纸，补缴契纸费，并处以二倍之罚金。
	一、契约成立后六个月之纳税期间，限于遵领官契纸者，适用之其私纸所书之契约，若事后不换写契纸，以逾限论。
	一、逾期未税之契，诉讼时无凭证之效力。

（五）此契及《买契》钤印二方。一方钤于契文中价数处，另一方钤于此契与《买契》粘连处，印文均为"定海县印"。

兰雅谷先生寿照

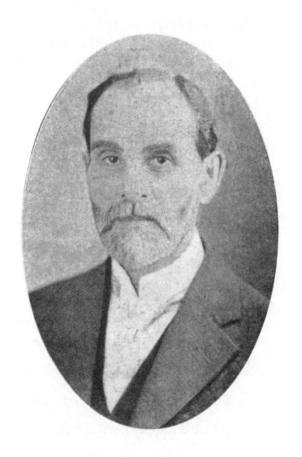

【说 明】见载于《华美医院报告（第一期）》，中华民国九年，宁波市档案馆，编号：306-1-1。

英国兰雅谷先生六秩寿言

兰雅谷先生英人也，医理精深，存心济世，重洋远渡，悬壶四明，垂三十载，声誉烂然。本月二十一日为先生六秩揽揆之辰，其门下士谋所以为先生寿者，爰集甬地士绅称觞致庆，余与先生相识未久，而其仁心仁术得诸甬人士之口者，固已耳熟详之，乃知先生之寿非无自也。盖所贵乎寿者，非徒寿身已也，为其能寿人寿世也，苟无济于物，无利于人，虽复黄耈白发亦与草木同腐。先生学术精通，热心慈善，遇有疾病痛苦之人，一经救治，莫不着手回春，计其所治愈者先后不下数十万人。去岁甬郡各县疫疠流行，先生倡设临时防疫所，多至数十处，购置药料，延聘医士，奔走诊护，不辞劳瘁，俾疫疠之害，不至蔓延而无止。是先生之所以寿吾甬民者多矣，今者以先生之寿，而甬民寿之，甬民之所以为先生寿者，实惟先生之仁术致之，是先生之寿甬民，正先生之自寿也。

二等大绶三等宝光嘉禾章、四等文虎章、调署浙江会稽道道尹黄庆澜敬祝

中华民国九年六月

【说明】见载于《华美医院报告（第一期）》，中华民国九年，宁波市档案馆，编号：306-1-1。

兰师母遗像并赞

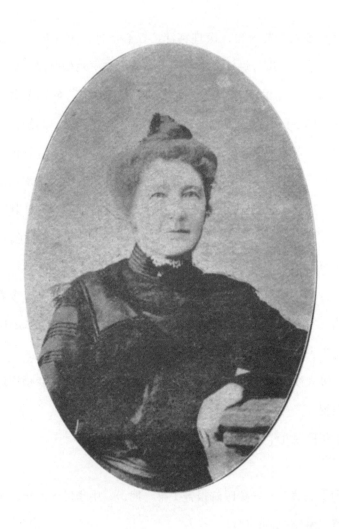

像赞

懿欤师母，相我夫子。教授生徒，爱人如己。爰自新陆，偕至宁波。讲道论德，受益良多。小子无知，久依慈母。诲我勤拳，爱我优厚。名传中华，魂返帝乡。瞻仰徽范，遗像在堂。

弟子任华钝莘耕谨题

【说 明】见载于《华美医院报告（第一期）》，中华民国九年，宁波市档案馆，编号：306-1-1。

门人纪念师母兰夫人碑摄影

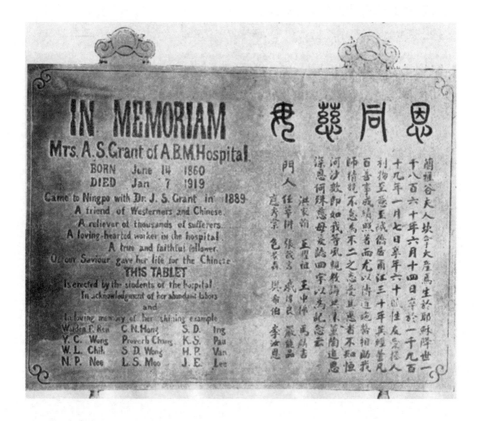

【释文】

IN MEMORIAM

Mrs. A.S. Grant of A.B.M. Hospital

BORN June 14 1860

DIED Jan 7 1919

Came to Ningpo with Dr. J.S. Grant in 1889

A friend of Westerners and Chinese

A reliever of thousands of suffers

A loving—hearted worker in the hospital

A true and faithful follower

Of our Saviour gave her life for the Chinese

THIS TABLET

Is erected by the students of the hospital

In acknowledgment of her abundant labors

and

In loving memory of her shining example

Warden F. Ren   C. N. Hon   S. D. Ing

Y. C. Wong   Proverb Chang   K.S. Pau

W. L. Chih   S. D. Wong   H. P. Van

N. P. Nee   L.S. Moo   J. E. Lee

恩同慈母

兰雅谷夫人坎拿大产焉，生于耶稣降世一千八百六十年六月十四日，卒于一千九百十九年一月七日，享年六十。赋性友爱，拯人利物，至意至诚，侨居甬江三十年矣，经营凡百善事，成绩照著，而尤以传道施医相助我师，精竞不怠，为不二之念，受其惠者，不知恒河沙数。即如我等夙亲教诲，共沐熏陶，追思深恩，何殊慈母，爰志四字，以为记念云。

门人：洪家翰、王耀祖、王申悌、马麟书、任莘耕、张箴言、戚伟良、严能品、应秀棠、包景森、樊希伯、李汝恩。

【说明】见载于《华美医院报告（第一期）》，中华民国九年，宁波市档案馆，编号：306-1-1。

兰雅谷先生六十寿辰来华三十周纪念摄影
（1920.6.21）

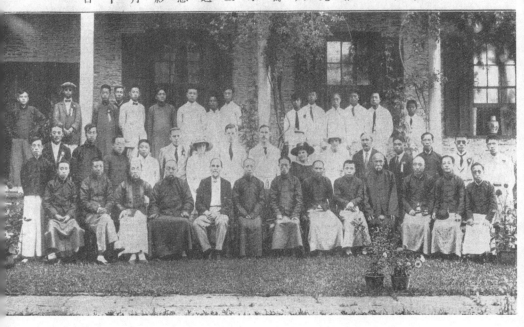

一　二　六　攝　紀　十　華　辰　十　生　谷　蘭　年　二　一
日　十　月　影　念　週　三　來　壽　六　先　雅　　十　九

【说明】见载于《华美医院报告（第一期）》，中华民国九年，宁波市档案馆，编号：306-1-1。

兰雅谷先生寿堂摄影

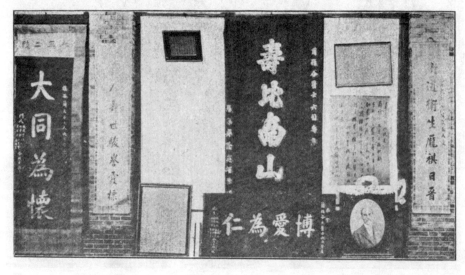

影 攝 堂 壽 生 先 谷 雅 蘭

【说明】见载于《华美医院报告（第一期）》，中华民国九年，宁波市
档案馆，编号：306-1-1。

本院正面摄影（1920）

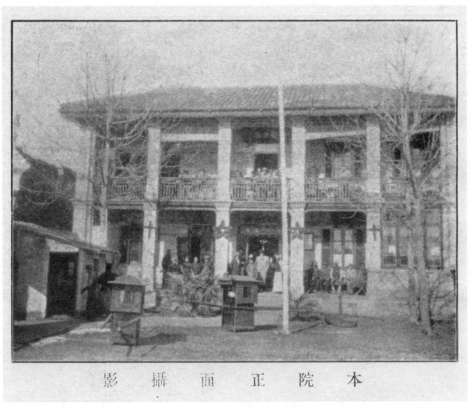

影 攝 面 正 院 本

【说 明】见载于《华美医院报告（第一期）》，中华民国九年，宁波市档案馆，编号：306-1-1。

本院临江之摄影

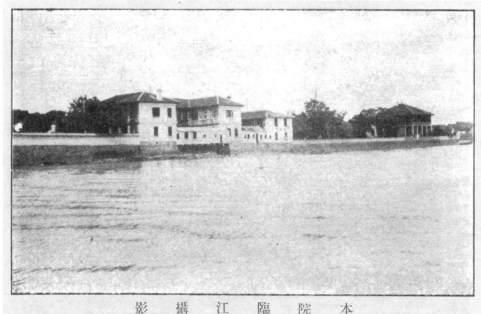

影 攝 江 臨 院 本

【说明】见载于《华美医院报告（第一期）》，中华民国九年，宁波市档案馆，编号：306-1-1。

本院全体职员摄影（1920）

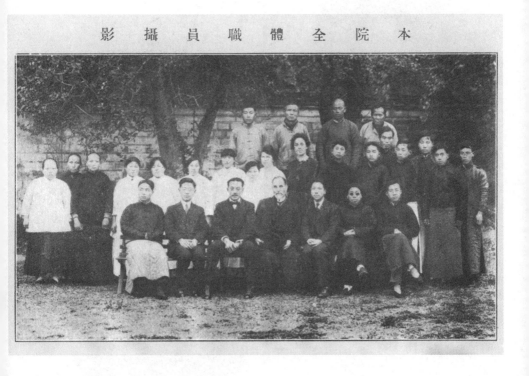

影 攝 員 職 體 全 院 本

【说明】见载于《华美医院报告（第一期）》，中华民国九年，宁波市档案馆，编号：306-1-1。

镇海方式如先生暨德配郑夫人玉照并赞

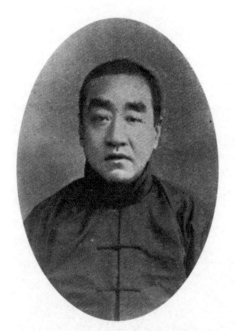

方式如先生玉照

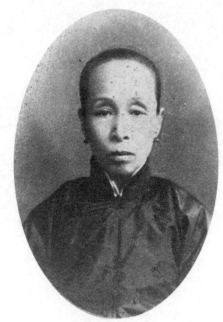

方式如夫人玉照

镇海方式如先生，名积钰，世居柏墅，累代阴德，为邑望族。先生绩学工文，起家乙科，性仁慈，好施与。因念医院需用之水尤贵清洁，而本院倚郭枕江，得水匪易，爰慨捐钜资，由沪雇工来院，创造西式水泥井一口，存积淡水，藉资饮料，有益卫生。汉之甘泉，唐之醴泉不是过焉。

德配郑夫人，俪心协德，偕老相庄，遇有善举，无不赞助。垂悯贫病之人，无力留院就医，特岁捐恩床经费，加惠贫病。若先生夫妇仁心义行萃于一家，宜其修德获报，克昌厥后也。

【说明】见载于《华美医院报告（第一期）》，中华民国九年，宁波市档案馆，编号：306-1-1。

镇海方稼荪先生玉照

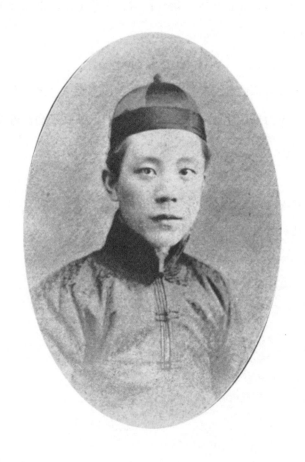

【说 明】见载于《华美医院报告（第一期）》，中华民国九年，宁波市档案馆，编号：306-1-1。

解剖活动医床

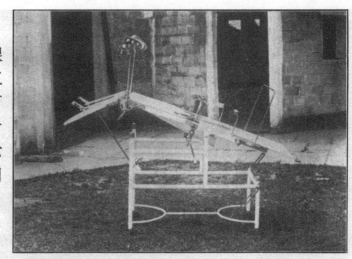

解剖活動醫牀

銀二百廿六圓

方君稼蓀，鎮海人也。生少美術，才子從精，役鄉邑善舉，不就醫。本人愛哥美國，自出斯資，購置醫牀一具，活動解剖地方之用，供本院。並捐銀一百圓，玉照經費，敬紀念，以留。

方君稼荪，镇海人，式如先生之从子也。年少多才，精究美术，乡邑善举，无役不从，尝就医本院，天相吉人，不日告愈。爰出资自美国斯加哥地方定购解剖活动医床一具，安置本院，俾供割症之用，并岁捐经费银一百圆。敬镌玉照，以留纪念。

【说明】

（一）见载于《华美医院报告（第一期）》，中华民国九年，宁波市档案馆，编号：306-1-1。

（二）此照片左侧题注"银二百廿六圆"。

永远恩床纪念铜碑

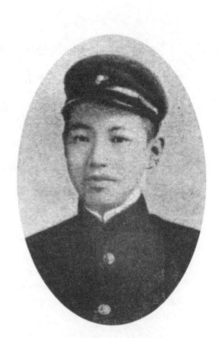

李延武少君遗照

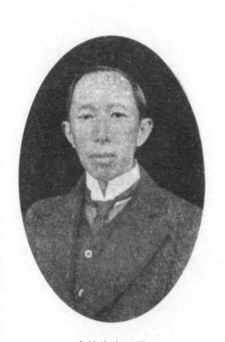

李拙先生玉照

定海李拙先生，乐善好施，潜德弗耀，因念其子延武少君游学毕业，抱才凋年，爰助本院银一千圆，俾充贫病永远恩床经费，敬制铜碑，铭盛德焉。

李君延武生于前清光绪二十二年丙申五月二十一日，卒于民国九年十二月九日，享年二十五岁，游学日本东京，毕业于基督教青山学院高等英文专科，昌谷呕心，元宾夭寿，惜哉！

【说 明】见载于《华美医院报告（第一期）》，中华民国九年，宁波市档案馆，编号：306-1-1。

定海兴昌木行赵世福先生捐助品

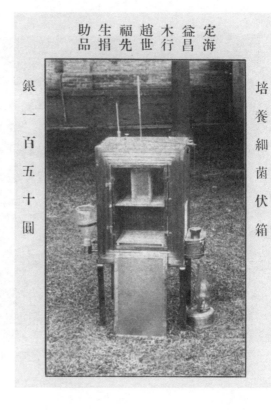

定海益昌木行赵世福先生捐助品

银一百五十圆

培養細菌伏箱

【说明】

（一）见载于《华美医院报告（第一期）》，中华民国九年，宁波市档案馆，编号：306-1-1。

（二）此照片左右侧题注"银一百五十圆""培养细菌伏箱"。

妇女患卵腺袋瘤四人已割后之摄影

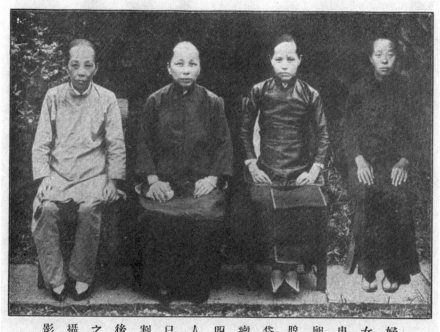

影攝之後割已人四瘤袋腺卵患女婦

【说明】见载于《华美医院报告（第一期）》，中华民国九年，宁波市档案馆，编号：306-1-1。

女子缺唇未割前之摄影

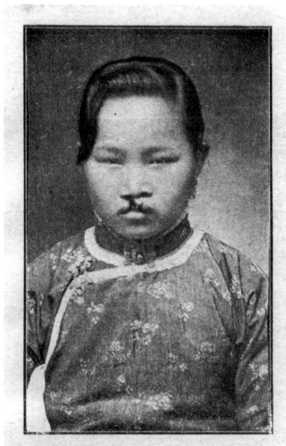

女子缺唇未割前之摄影

【说 明】见载于《华美医院报告（第一期）》，中华民国九年，宁波市档案馆，编号：306-1-1。

女子缺唇已割后之摄影

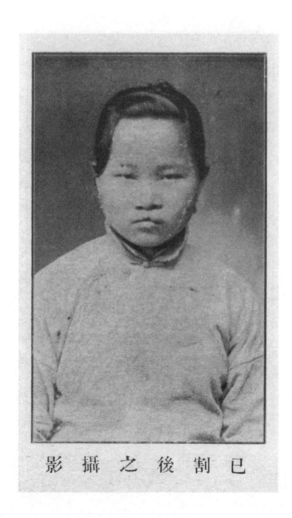

影攝之後割已

【**说明**】见载于《华美医院报告（第一期）》，中华民国九年，宁波市档案馆，编号：306-1-1。

男子患石淋已割后之摄影

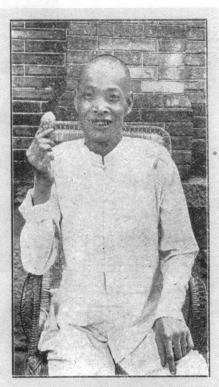

石男
淋子
已患

割石
後淋
之已
攝影

石攝
大影
如其

鵝石
卵重

二錢
兩半
五即

右右
手手
所所
者持

【说明】

（一）见载于《华美医院报告（第一期）》，中华民国九年，宁波市档案馆，编号：306-1-1。

（二）此照片下方题注"其石大如鹅卵，重二两五钱半，即右手所持者"。

患颅脊脑衣热症孩童痊愈后摄影

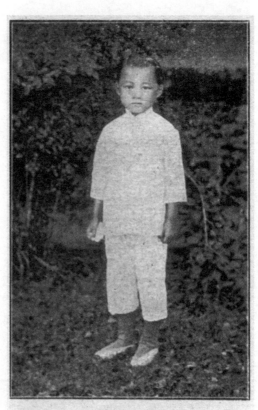

孩童患颅脊脑衣热症甚剧经本院注射血清四次后得全愈

【说明】

（一）见载于《华美医院报告（第一期）》，中华民国九年，宁波市档案馆，编号：306-1-1。

（二）此照片下方题"孩童患颅脊脑衣热症甚剧，经本院注射血清四次后得全愈"。

本年住院产妇廿三人中之四孩抱于看护妇怀内

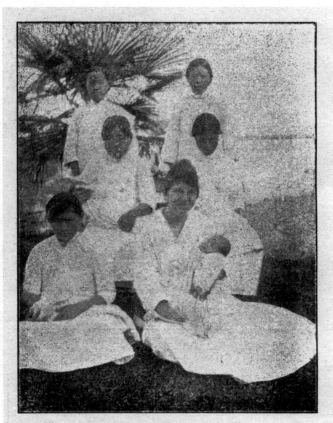

本年住院产妇廿三人中之四孩抱于看护妇怀内

【说明】见载于《华美医院报告（第一期）》，中华民国九年，宁波市档案馆，编号：306-1-1。

西看护妇洗涤伤处

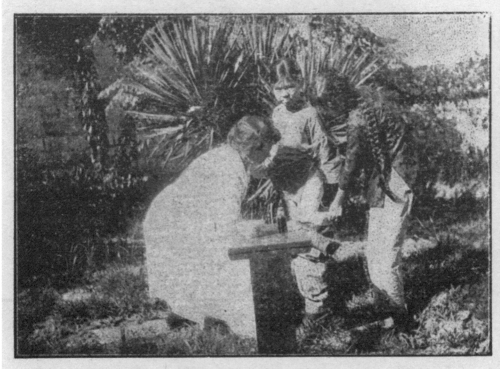

西看护妇洗涤伤处

【说明】见载于《华美医院报告（第一期）》，中华民国九年，宁波市档案馆，编号：306-1-1。

小孩患恶瘤未割前之摄影

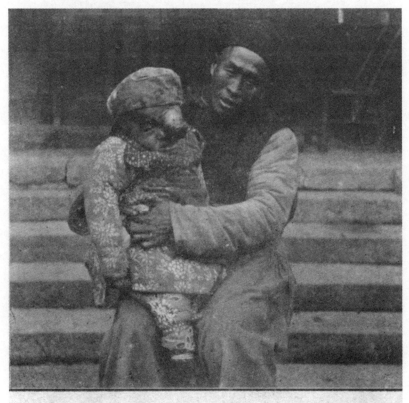

影摄之前割未瘤恶患孩小

【说 明】见载于《华美医院报告（第一期）》，中华民国九年，宁波市
档案馆，编号：306-1-1。

小孩患恶瘤已割后之摄影

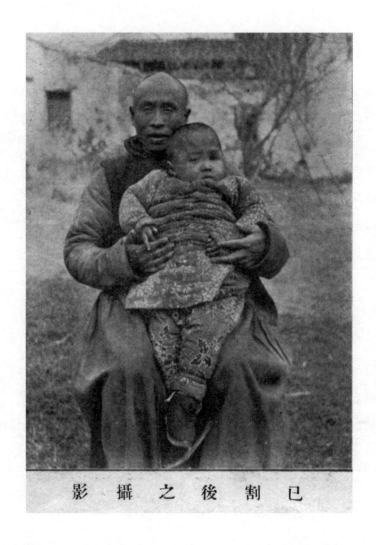

已割後之攝影

【说明】见载于《华美医院报告（第一期）》，中华民国九年，宁波市档案馆，编号：306-1-1。

宁波华美医院缘起

宁波滨临浙东海疆，通商最早。当耶稣降生一八四三年（清道光二十三年，即立约开埠之次年），美国马高温博士 D. J. Macgowan, M. D. 来甬传道并施医治病，当时规模狭隘，无所谓医院也。逮一八七五年（光绪元年）P. Barchet, M. D. 来此，[一] 道德、医学为甬人所敬佩，盖有意于以医济人。一八八三年（光绪九年）始创设华美医院于宁波北郭，其地背城面江，风景绝胜，有益于卫生养病，常年经费皆自西人教会劝募而来。当时宁绍台道薛公福成（后为英、法、义、比四国公使）与白君为好友，因有"同跻仁寿"匾额之题赠，迄今尚悬院中。及一八九一年（光绪十七年）白君自甬赴沪，本会同人邀余接办，余之于医，尽心竭力，不辞劳瘁，待人接物一以忠诚、和平出之，因之来院求医者年多一年，西款不足则承甬沪官绅商学各界好善君子慷慨捐助，赖以支持扩充，乃叹甬人仁心义气，爱人如己，无怪我西人啧啧称道也。今岁余行年六十，来华亦卅周矣，同好诸公为余纪念，因思爱克司光镜为察验身体脉络必需之品，复为筹集巨款用备置镜装室，不日可以观成，将来视病知源，洞见症结，皆出仁人之赐。惟向来年度报告清册沿用英文，近年以来多承诸公资助，爰拟自本年始兼用华文报告，以答盛意，而昭大信，谨述缘起，备观览焉。

中华民国九年、西历一九二十年十二月，宁波华美医院院长兰雅谷谨启。

【考 释】

[一]据[英]伟烈亚力（Alexander Wylie, 1815—1887）《基督教新教传教士在华名录》（*Memorials of Protestant Missionaries to the Chinese*），白保罗（Stephen Paul Barchet，1843—1909）受中华传道会派遣于 1865 年 7 月 24 日抵甬，自 1876 年 2 月始，作为美国浸礼会传教士身份在华活动，此处言其 1875 年来此，是否指其作为美国浸礼会传教士身份服务医院之时间，不得而知。

【说 明】见载于民国九年编印《宁波华美医院报告（第一期）》和民国十年编印《宁波华美医院报告（第二期）》，原题均作"宁波华美医院缘起"，两期报告所载文字基本相同，此处以《宁波华美医院报告（第一期）》所见文字录之。参见《宁波华美医院报告（第一期）》，中华民国九年，宁波市档案馆，编号：306-1-1；《宁波华美医院报告（第二期）》，中华民国十年，宁波市档案馆，编号：306-1-2。

募集爱克司光镜记

西国医家尚科学，精器械，治病之法非可以悬揣臆测也。自发明爱克司光镜，照验骨骼脉络，于是人身受病之处无微弗彰，得以按症施治，诚器之至新且良者也。去年六月，余年六十，同人为开来华卅周纪念会，当时因有募款购置光镜之议，在座如黄涵之道尹、孙仲玙监督、姜证禅知事，暨张让三、袁履登、方潜年诸先生皆赞成。于是发起募捐，分组担认，未及一载，集银八千九百零五圆。先时余函讬美国名厂定购光镜，运华有期，正拟建筑精室如法安置。惟是中华气候与外国不同，宁波滨海，夏秋潮湿，保存试验之法先须研究。兹烦汤美士博士前往北京，与协和医院西医专门周咨博访，务极精微，将来照镜疗病，表里洞然，收效岂有涯量，则仁人君子慷慨募助之功不可忘也。爰笵铜制碑，永留纪念。其出资诸君姓氏、银数开列于册，垂示来者，庶有考焉。

中华民国十年、西历一九二一年六月，院长兰雅谷记。

【说 明】见载于《华美医院报告（第一期）》，中华民国九年，宁波市档案馆，编号：306-1-1。

劝募贫病住院恩床启

　　设立医院，非特施诊，兼以养病，因有病房之设，分别等差取资，此中外通例也。泰西慈善家，念贫苦人民患病，仅施医药而无力住院，独未善也，爰复有施助贫病住院恩床之举。夫病者不能无医无药，病者必求偃卧，尤不能无床，慈善家而计及此，诚仁者之用心矣。本院向设恩床，荷蒙慈善家施助，贫病受福，约计每月食宿每床五元，岁不过六十元。甬人好义，名闻中外。鄙人来甬三十年已周花甲老矣，惟念念不忘贫病求医之人，意欲推广住院恩床，以了夙愿。伏乞仁人君子慨惠廉泉，襄兹善举，将使劳苦得息，病体自强，仁寿同登，颂声益永，有厚望焉。

　　院长兰雅谷谨启。

【说明】见载于民国九年编印《宁波华美医院报告（第一期）》和民国十年编印《宁波华美医院报告（第二期）》，参见《宁波华美医院报告（第一期）》，中华民国九年，宁波市档案馆，编号：306-1-1；《宁波华美医院报告（第二期）》，中华民国十年，宁波市档案馆，编号：306-1-2。

兰雅谷先生六秩大寿来华卅周纪念会劝集医院经费启

先生英国坎拿大人，精于医学，植品端方，居心慈善。三十年前来华，即任北门外华美医院院长，专以救世活人为急。约计自任事迄今，经其医治者不下数十万人，无不尽心竭力。虽风雨寒暑，奔走劳苦，亦所不辞。去年夏秋间，甬上初传时疫，先生即奋起走访官绅，提倡防疫医院。于是城厢内外，及各县各乡，分设临时防疫所，多至数十处。先生则派门下医士，赴沪购置器具、药料，并参观红十字会办法，实地考验。复电商杭州梅滕更君，借聘医生、看护妇来甬，分投诊护，疫气从此灭息，则先生发起之功也。今先生旅甬三十年，民国九年、西历一千九百二十年六月二十一日为其六十寿辰，先生谦抑不愿称庆，其门下士拟于是日午后二时，就本医院特开纪念会，略备茶点，邀请官绅商学各界光临，藉伸祝敬。同人等念先生实心实事，不尚虚文，而医院开办多年，经费尚苦支绌，凡与先生交好者，拟请将祝贺之资移助医院经费，想诸君子、论交有素，必表同情也。

发起人：张让三、吴荫庭、王儒堂、高子勋、顾元琛、费冕卿、谢蔼窗、方式如、张天锡、袁履登、余润泉、陈子泉同启。

【说明】见载于《华美医院报告（第一期）》，中华民国九年，宁波市档案馆，编号：306-1-1。

爱克司 X 光镜之治病法

龙铁根（Roentgen）于一千八百九十五年发明克路克司（Crookes）所制之玻璃泡内发出一种淡蓝色之电光，经过显光之质即能发亮而显出其光，是为爱克司 X 光。X 一字代数学中用以代未知之数，龙铁根初于泡内查得此光，因未知其为何种之光，故名之曰 X 光，犹言未知之光也。X 光虽于科学上大增学识，而获其大益者尤莫如医学，无论内外科均有需用 X 光镜之处。盖自来西医详考人体内之情形，制备各种器械，而 X 光镜之用途更较各器为多。X 光镜治病之法可分间接、直接二种，间接之治法有数种，质通 X 光镜比质为易者，如肉比骨通此光镜为易，故骨有折断或脱节之处，人肌肉内有针或弹子铅丸及吞金等物，医者每苦于无从下手，惟通此光镜可以分别诊断之。其法将人之患处置于干片（拍照用）或显光器与克路克司泡之间，将 X 光镜所显之形照入干片或显光器上，即能显其病状，甚为明晰。直接之法，皮肤症如痈疮疽癣等，在光镜内照三十分至一点钟之久，则肤毛受热力尽脱，其微生虫因此无以生存，而病自愈。惟此治法尤赖富有经验之医士，方无缺点，否则 X 光镜照皮肤过久反生炎热，如曝烈日时觉痛苦不易医治。将来科学进步能将各种病症用 X 光镜医治，则患病者只需身近此光镜，便可尽除病源，岂非医学至巧且便之事耶。本院蒙诸大慈善家募集置备此镜，因略述用法，幸赐教焉。

【说 明】见载于《华美医院报告（第一期）》，中华民国九年，宁波市
档案馆，编号：306-1-1。

敌毒血清对于瘴热症之疗治
（丁立成）

凡病分机械性与受毒性，敌毒血清之治疗于数种受毒性之瘴热症甚有功效者也。如白喉症则用敌白喉血清，细菌痢症则用敌痢细菌血清，脑膜炎瘴症及他种特别细菌所致之症则以敌该症之血清疗治之。盖病系何毒，即用何种血清对症投剂，而不见效者鲜矣。吾人自母胎生后，血中已有特别机关，此机关乃属化学接应，即病毒入血，血清便发生一种敌毒素，而与病毒连合成为无毒质，故发生之敌毒素足，则病乃痊愈，若不足，则病剧而亡。射敌毒血清者，即补救血中不足之敌毒素也。

然则敌毒血清从何而得之，即将小剂的某症病毒注射马体，使马得该症，马血便发生某症之敌毒素，则马血清即可为疗治某症之用也。观上数言，敌毒血清为疗症之用最为完美，而得之实难，且价值之高贵更无待言。本院为治病计，不惜重资购备各种血清，爰述其功效，以告患病者。

【说明】见载于《华美医院报告（第一期）》，中华民国九年，宁波市档案馆，编号：306-1-1。

宁波华美医院章程

宗旨：本院由中西善士设立，以救济贫民、传扬圣道为目的。

（甲）门诊

一、每礼拜二、礼拜五上午九时至十二时，门诊每人只取号金铜元四枚，药资量力酌收，贫者不取。

二、除礼拜二、五两日外，上午九时至十二时门诊取号金小洋一角，药资酌收。

三、午后门诊号金小洋二角，药资酌收。

四、倘遇贫病、急病、服毒，一概不取号金，以示体恤病者。

五、如欲特别察验，本院另备特别券，每张售银一元，随到随诊（如兰院长在院，则亲自诊治）。

六、本院施诊期内，凡挂号后须先入讲道处静听圣道，以为修德养心之助。

七、诊治次第以筹号先后为序，不得凌越。

八、凡持各善士所赠免费券到院求诊者，除礼拜日外，每日上午九时至十二时均可行用，毋庸挂号，并免医金、药资，午后无效，若遇急症随时可用。

九、药瓶药罐自备，倘未带来可向号房购买。

（乙）出诊

一、出诊须先由病家来院，详述病状以便随带药品。

二、出诊以路途之远近定之，列表如左。

西医士出诊表

本城厢内外	离城七里至十里	十五里内外	念（廿）里以外
五元	十元	十五元	面议

华医士出诊表

本城厢内外	离城七里至十里	十五里内外	念（廿）里以外
三元	六元	十元	面议

三、星夜出诊及接收难产、救治服毒等症，医金照上加倍，但赤贫者不在此例。

四、出诊只及本人，但同居亲属请求带诊，每名取医费银一元。

五、医士已约定赴诊病家，或忽有变更，不必诊治者，须照出舆与金及医金之半数。

（丙）住院

一、本院养病室男女分离，男病人不准入女病室，女病人不准入男病室。

二、病人住院须先觅妥保证人，并具愿书方可进院，其应纳之费如左：

普通病房，每月只取膳费洋四元八角；

二等病房，每日房膳药资洋一元；

头等病房，每日房膳药资洋一元五角；

特等病房，每日房膳药资洋二元。

三、病人如有应用蒙药之割症，每次收蒙药费洋一元。

四、住院病人如欲随带仆役，每月出膳费洋四元八角，若要寄膳，每人每餐小洋一角。

五、小孩四岁以上十岁以下，概给半价。

六、住院病人进院时一律先付半月，以后十日一结，未满十日，如病人随意离院，亦须照十日之费，惟经医士允可者不在此例。

七、本院账房收取各费均有收条为凭。

八、戒烟特等每月八十元，头等六十元，二等四十元，普通廿元，本医士视烟瘾之轻重、人体之强弱而酌定其费，于进院时须一律先缴，如半途出院所缴之费概不给还。

（丁）院规

一、病人如自备食物，须经医士验明方可就食，不能擅自作主，有碍卫生。

二、病人住院银洋、衣服等件各自留心，有贵重物件须当交明账房，否则遗失本院概不负责任。

三、病人住院无论内外杂症须当静养，不得私自出外，即有要事亦须医士允许方可，倘无故出外游行者，作为不守院规立即斥退，余剩膳金概不找还。

四、病人退院须经医士验看，可退则退，本院绝不强留，但病须多养数日者，当多住几日，勿使因小失大有负前功。

五、本院门户早晨五时启锁，夜间九时落锁，非有要事不得擅启。

六、本院宗旨救济贫病，凡确是贫乏者，本院查明后当减其费，或竟免费，惟住普通以上病房者不在此例，所有减费、免费者一体照常人诊治，决无歧视。

七、男女住院病人逐日以早晚两次阅看，倘遇紧急疾病，不论日中、夜深均可请医士诊治，以利病者。

八、各病人不得擅入厨房及药室。

九、凡在本院求诊者，不准私服他药。

十、住院之人不准饮酒、赌博及喧闹、争殴等事。

十一、病房窗沿不准坐卧及晒曝衣服等物。

十二、吐痰必入盂内，不准向窗外或随地涕吐。

十三、床上不可堆积杂物，并不准向窗外倒水。

十四、院内器具等物各自爱护，倘有损坏须照值赔偿。

十五、看护仆役不准私受病人酒资，如有格外优惠，本院设有济贫柜数只，可放酒资，以作济贫公款。

中华民国十年四月日本院谨订。

附免费券（此券专为赠送贫病而设，券式列后）

正面

宁波华美医院		
民国　年　月　日		华字第　　号
	No.	

背面

免费规则

一、此券专为赠送贫病起见，由本院发给，如有好善诸君愿赠贫病者，可向本院接洽。

一、持此券来院求诊者，除礼拜日外，每日上午九时至十二时均得行用，概免医金、药资，午后无效，若遇急症，不限时日。

一、持此券到院者，可直入看症室候诊，毋须挂号。

一、得此券者，准予诊治一次。

【说明】见载于《华美医院报告（第一期）》，中华民国九年，宁波市档案馆，编号：306-1-1。

本院职员表（1920）

职任	姓氏
院长	兰雅谷君（英国坎拿大）
副院长	任华钝君莘耕
医士	洪约翰君家翰
医士	丁立成君
医士	戚伟良君
西看护长	文女士（美国人）
西看护长	施女士（美国六月回国）
传道	邬光道君
传道	方汉民君
司库	郝培德君（美国人）
司账	赵克文君
医学生	严能品君、马友芳君、李汝恩君、俞在明君、刘贤良君、朱吉甫君
男看护士	郑羲炳君（外科间主任）、陈定甫君、周有梅君、杨恩德君
女传道	李祥生师母、龚三宝师母（本院女病房管事）
女看护长	张静仪女士

续表

职任	姓氏
女看护士	杨思惠女士、徐玉文女士（离院）、程德英女士、应水月女士、徐惠娟女士、毛美英女士、高志英女士
董事	戚启运牧师、章杏林先生、周宁甫医士、本院全体医士

【说明】见载于《华美医院报告（第一期）》，中华民国九年，宁波市档案馆，编号：306-1-1。

本院关于治疗事项统计表（1920）

住院病人总数：男；　　女

内科：282 人；158 人

外科：450 人；170 人

产科：23 人

共计：1083 人

门诊总数：男；　　女

初诊：1767 人；815 人

覆诊：2584 人；2159 人

共计：7328 人

【说明】见载于《华美医院报告（第一期）》，中华民国九年，宁波市档案馆，编号：306-1-1。

募集爱克司光镜诸公姓名银数报册

黄涵之君（会稽道道尹），助银二百五十元；方瀋年君，助银二百五十元；葛礼君（海关税务司），助银二百五十元；林渭舟君，助银二百五十元；达伐生君（英国领事官），助银二百五十元；张天锡君，助银二百五十元；何葆龄君，助银二百五十元；李拙、李子厚君，助银二百五十元；秦珍荪君，助银二百五十元；乐甬生君，助银二百五十元；李奎浩君，助银二百五十元；张祖英君，助银二百五十元；徐庆云君，助银二百五十元；张祖福君，助银二百五十元。以上共计银三千五百元。

屠鸿规君，助银二十元；崇本堂陈，助银十元；张朗斋君，助银二十元；何俊卿君，助银十元；酒业会议所，助银十元；陈志贤君，助银十元；李梅卿君，助银十元；郭维桂君，助银十元；怡生祥，助银五元；韩志荣君，助银三十元；林澄泉君，助银十元；李毓卿君，募银一百元；姜不留名，助银五元。以上姜证禅君（鄞县知事）经募银二百五十元。

周茂兰君，助银五十元；何积璠君，助银七十元；何楳轩君，助银二十元；张延钟君，助银一百元；秦润卿君，助银三十元；张云江君，助银五十元；石运乾君，助银二十元；薛文泰君，助银五十元；冯芝汀君，助银六十元；李志方君，助银五十元；傅松年君，助银五十元；美大，助银三十元。以上方椒伯君经募银五百八十元。

资善堂，助银一百元；承裕庄，助银五十元；赓裕庄，助银一百元；安康庄，助银一百元；方季扬君，助银一百元；方惠和君，助银五十元。以上方季扬君经募银五百元。

叶子衡君，助银二百五十元；孙梅堂君，助银五十元；谢衡窗君，助银一百元；张嘉甫君，助银五十元；袁履登君，助银五十元。以上袁履登君经募银五百元。

和丰纱厂，助银一百二十元；费善本君，助银三十五元；沈景荣君，助银三十五元；顾元琛君，助银六十元。以上顾元琛君经募银二百五十元。

秦珍荪君，助银五十元；泰源庄，助银十元；屠容房，助银五十元；鼎丰庄，助银十元；衍源庄，助银十元；景源庄，助银十元，丰源庄，助银十元；瑞余庄，助银十元；裕源庄，助银十元；听雪轩徐，助银二十元；晋恒庄，助银十元；永源庄，助银十元；应闰初君，助银二十元；赵占绶君，助银二十元。以上赵占绶君经募银二百五十元。

达丰染厂，助银二十元；王启宇君，助银十元；杨杏堤君，助银五元；包凤笙君，助银十元；崔福庄君，助银十元；王馥棠君，助银五元；方逸侯君，助银一百八十元。以上方逸侯君经募银二百五十元。

张晋峰君，助银四十元；张绡伯君，募银二百元；张德邻君，助银十元。以上张让三君经募银二百五十元。

林希桓君，助银六十元；永川公司，助银二十元；林鸿钦君，助银十元；董樵沅君，助银二十元。以上林希桓君经募银一百一十元。

李雪蕉君，助银一百五十元；严康懋君，助银一百二十五元；王正康君，助银一百二十五元；谢仲笙君，助银一百二十五元；颜登宝君，助银一百二十五元；张善述君，助银一百二十五元；周羡江君，助银一百元；赵匊椒君，助银一百元；邵声涛君，助银一百元；谢蘅窗君，助银一百元；刘仲房，助银一百元；孙仲玙君，助银五十元；蒲克礼士君，募银六十元；赵林士君，助银五十元；倪椿如君，助银五十元；陈蓉馆君、王荫亭君、徐棣苏君，合助银一百元。以上本院兰雅谷君经募银一千五百八十五元。

樊和甫君，助银二百五十元；陈师母，助银一百元；蔡丕乾君，助银一百元；丁忠茂君，助银一百元；翁企望君，助银一百二十五元；戴文模君，助银五十元；翁立甫君，助银五十元；裘黼臣君，助银五十元；顾衡如君，助银三十元；方保廉君，助银二十五元。以上本院任莘耕君经募银八百八十元。

统共计银八千九百零五元。

【说明】见载于《华美医院报告（第一期）》，中华民国九年，宁波市档案馆，编号：306-1-1。

华西善士助款报册（1920）

华善士助款报册

招商局（常年），助银五十元；和丰厂（常年），助银三十元；永耀电灯公司（常年），助银三十元；吴荫庭君（常年），助银五十元；翁立甫君（常年），助银五十元；顾元琛君（常年），助银五十元；翁坤房（常年），助银三十元；捷美行（常年），助银二十元；傅洪涛君（常年），助银十元；孙康宁君（常年），助银十元；翁贞房（常年），助银十元；胡象美君（常年），助银五十元零三角六分；费冕卿君（常年），助银二十元；余润泉君（常年），助银十元；张善述君（常年），助银十二元；方式如师母（常年），助银五十元；方丛桂轩（常年），助银五十元；夏湖苏君（常年），助银二十元；李拙君，助银一千元；朱大诰君，助银六十元；方稼荪君，助银二百二十六元；陈庆财君，助银五十元；黄涵之君，助银一百元；钟宝训君，助银十元；陈师母，助银一百元；朱旭昌君，助银十元；赵世福君，助银一百五十元；永生祥号，助银十五元；毛士模君，助银十元；周君，助银一元；郑植生君，助银二十五元；傅沛然君，助银一元；宁绍转运公司，助银十元；越利转运公司，助银十元；公一转运公司，助银十元；同和号，助银十元；张太太，助银十元；胡忠康君，助银十元；洪益珊君，助银十元；万椿号，助银十五元；牛惠霖医士，助银十三元；严康懋君，助银三十元；包恩德君，助银一元；邵君，助银八角；葛日升君，助银五元；王士俊君，助银六元；屠君，助银五元；正大蛋行，助银十元。

共计银二千四百十六元一角六分。

西善士助款报册

兰雅谷君，助银十五元；太古洋行，助银五十元；华顺大班，助银一百零三元五角；郝培德牧师，助银十元；美孚洋行，助银五十元；达雷拍君，助银五元；克雷君，助银十五元；佛铁白君，助银五元；余伦达君，助银五元；戚舍君，助银二元；法伦司君，助银三元；罗司君，助银二元；柏铁生君，助银二元；鞔利君，助银二元；西君，助银二元；赫夫头君，助银二元；亚细亚公司，助银二十五元；裴雅铭君，助银五元；永兴洋行，助银二十五元；华生君，助银五元；施蒂芬君，助银五元；汤医士，助银十元；海女士，助银五元；葛女士，助银十元；文女士，助银五元；罗女士，助银五元；萨佛治君，助银十五元；西君，助银五十元；美孚欧阳君，助银二十五元；克姆司君，助银五元。

共计银四百六十八元五角。

两共计银二千八百八十四元六角六分。

【说明】

（一）见载于《宁波华美医院报告（第一期）》，中华民国九年，宁波市档案馆，编号：306-1-1。

（二）原有二分项题名"华善士助款报册""西善士助款报册"，据其内容，尤其是末句"两共计银二千八百八十四元六角六分"云云，可知两者实为一整体也，故将其合二为一。又据下述《本院收支总报册（1920）》所载此年度"中西善士助款，银二千八百七十九元六角六分"，可知此银数与上述华、西善士助款总数基本吻合，故上述助款年份应系于 1920 年，因而现题作《华西善士助款报册（1920）》。

本院收支总报册（1920）

收入：

中西善士助款，银二千八百七十九元六角六分；

爱克司光镜助款，银八千九百零五元；

兰院长寿仪移助，银二千零二十六元六角一分四厘；

住院病人饭金，银四千二百四十一元八角六分；

住院病人饭金，银一千八百九十五元七角九分；

挂号金，银五百三十二元三角一分；

出诊费，银一千三百四十四元八角二分；

蒙药费，银二百九十六元一角九分；

售药费，银二千一百五十七元三角四分；

恩床利息，银一百四十九元八角一分；

拔号金（特别），银九百零三元；

注射六〇六（九一四），银八百三十四元九角八分；

共计收入银二万六千一百六十七元三角七分四厘。

支出：

火食，银三千九百二十七元八角二分；

薪俸及工资，银三千五百四十六元零七分；

药品器具，银五千三百零三元八角二分；

用具家伙，银七百六十九元一角八分；

修理，银三百九十元零九角四分；

恩床，银二百零四元五角五分；

印刷纸笔邮票等，银一百三十二元八角七分；

书籍，银一百十三元四角七分；

旅行转运关税等，银八十六元四角七分；

教士房租，银三十二元；

电话，银六十三元；

电灯煤油，银四百十七元一角五分；

洗衣，银五十八元三角二分；

兰院长生日纪念开销各项，银三百三十二元二角零四厘；

共计支出银一万五千三百七十七元八角六分四厘。

【说明】见载于《华美医院报告（第一期）》，中华民国九年，宁波市档案馆，编号：306-1-1。

兰院长六十生日三十周纪念送礼报册

卢督军，泥金寿联一副；齐省长，泥金寿诗一轴；黄道尹，泥金寿颂一框、银十二元；孙监督，银二十元；姜知事，银四元；张统领伯岐，银三元；吴荫庭君，缎幛一轴、银五十元；张让三君、王儒堂君，泥金寿颂一框；赵占绥君，锦幛一轴；方濬年君，楠木寿星一座、银十六元；张朗斋君，法兰绒衣料一套；范文甫君，寿联一副；丁樵沚君，寿联一副；许增元君，寿联一副；杨传华君、杨传炳君、陈源渭君、黄光普君，照相一座；李奎浩君，银一百元；王正厚君、王正康君，（现洋四十五元，西茶点卅五元）八十元；邬师母，六十元；陈师母，六十元；毛太太，六十元；四明报馆，五十一元六角五分；林渭舟君，三十元；方式如君，二十四元；方季扬君，二十四元；曹先生（上海），二十元；李嘿君，二十元；蔡福临君，二十元；沈锐娟女士，二十元；陈慧敬女士，二十元；何葆龄君，二十元；李子厚君，二十元；葛慈荪君，十五元；安澜会馆，十二元；邬志豪君，十二元；北门公会，十二元；张元宰君，十二元；和丰纱厂，十二元；乐振宝君，十元；任莘耕君，十元；洪家翰君，十元；戚伟良君，十元；张祖福君，十元；郑文培，十元；孙陈氏，十元；傅泰记，十元；晋大蛋行，十元；邵月如君，十元；朱昌渔君，十元；胡莼金君，十元；丁忠茂君，十元；马明忠君，十元；陈蓉馆君，十元；陈谦夫君，十元；西邬公会，十元；周宁甫君，十元；孙康宁君，十元；徐庆云君，十元；严康懋君，十元；何楳轩君，十元；周湘云君、周伟生君，十元；朱葆山君，十元；谢仲笙君，十元；裘信甫君，十元；南洋兄弟烟草公司，十元；岱山公会，十元；孙经液君，十元；应秀棠君，十元；沈冬甫君，十元；方逸侯君，十元；天童寺，十元；严子均君，十元；姜炳生君，十元；邬志坚君，十元；袁端甫君，十元；张箴言君，十元；钟荫溥君，八元；顾元琛君，八元；方保廉君，八元；陈子泉君，八元；邵斗山君、郑鹤年君、周才高君（西茶点廿客），七元；马保罗君、俞佐庭君，六元；张传信君，六元；萧王庙教堂，六元；天童文质师，六元；天童净心师，六元；陈寿生君，六元；虞洽卿君，六元；郑廷榆君（金四开），一元；史悦道君，五元；李应棠君，五元；王申悌君，五元；陆圣清君，五元；吴莲艇君，五元；包湘涛君，五元；邱颂庭君，五元、祝词一轴；樊希伯君，五元；徐敬涌君，五元；王怀芳君，四元；刘贤良君，四元；马友芳君，四元；严能品君，四元；李汝恩君，四元；方稼荪君，四元；夏镜沧君，四元；董老师母、董秀云女士，四元；戴宝华君，四元；徐文枢君，四元；董祥邃君，四元；余润泉君，四元；钱金生君，四元；方善铭君，四元；刘宝余君，四元；张善述君，四元；凤宝楼，四元；黄中粮君，四元；王耀祖君，四元；濮倬云君，四元；费善本君，四元；韩鸣逵君，四元；郭荣君，四元；周肇咏君，四元；丁义良君，四元；济康号，四元；朱哲甫君，四元；项松茂君，四元；应子云君，四元；穆子湘君，四元；陈敬甫君，四元；方乐盦君，四元；陆纪生君，四元；袁久皋君，四元；郑漱红君，四元；翁企望君，四元；章华台君，四元；泰巽庄周巽斋君，四元；陈允卿君，四元；施骏烈君，四元；卓葆亭君，四元；裕源庄周久安君，四元；林希桓君，四元；鼎丰庄陈子秀君，四元；陈兰荪君，四元；陈筱才君，四元；陈贤凯君，四元；张云江君，四元；方汉臣君，三元；樊正康君，三元；丁绍康君，三元；董纯瑶君，三元；童锡甫君，三元；密司巴女学校全体学生，二元九角；南门公会，二元四角；朱淇园君，二元、西乐一队；吴文云君，二元；陆炳章君，二元；任积余君，二元；赵克文君，二元；俞在明君，二元；朱吉甫君，二元；邬光道君，二元；俞星伯君，二元；费冕卿君，二元；张天锡君，二元；姚老师母，二元；楼四海君，二元；董惟扬君，二元；陈嘉祥君，二元；沈同甫君，二元；陈祖耀君，二元；李立房，二元；周从圣君，二元；全良辅君，二元；马孝乾君，二元；董厚甫君，二元；温玉泉君，二元；丁育三君，二元；詹唯一君，二元；邬锡凤君，二元；裘霞如君，二元；赵奎章君，二元；行远楼君，二元；蔡酉生君，二元；张瀛洲君，二元；云章号，二元；蒋衡卿君，二元；戴瑞卿君，二元；张性初君，二元；张云鹏君，二元；徐棣荪君，二元；虞思才君，二元；陈恩德君，二元；辜士辉君，二元；刘日陞君，二元；屠韵笙君，二元；郑其炳君，二元；龚高元君，二元；陈宽钧君，二元；陈仁理君，二元；陈韶南君，二元；裘清甫君，二元；陆圣汭君，二元；何锡冕君，二元；杨槐堂君，二元；李师母，二元；何长春君，二元；苏炳泉君，二元；庄滋森君，二元；江槐堂君，二元；阜泰行君，二元；穆生甫君，二元；刘桂生君，二元；王崇清君，二元；叶雨庵君，二元；朱丕显君，二元；徐其相君，二元；刘星耀君，二元；徐学传君，二元；王顺满君，二元；元生号，二元；宏久印刷馆，二元；徐筠鹤君，二元；王成房，二元；陈筱葆君，二元；商赍恩君，二元；黄祖勋君，二元；赵宇椿君，二元；李飔笙君，二元；张贵福君，二元；李国槐君，二元；董晋安君，二元；袁畅园君，二元；李春荣君，二元；永耀电灯公司，二元；林琴香君，二元；沈烈显君、汪泉源君，二元；戴醒华君，二元；颜敦宝君，二元；倪鸿文君，二元；蔡丕乾君，二元；陈芗生君，二元；钱安官君，二元；袁彩丰君，二元；唐品球君，二元；戚启运君，二元；李贤能君，二元；戴树芳君，二元；李忠芳君，二元；方质君君，二元；孙国富君，二元；毛灵德君，二元；丁仰高君，二元；林鲁洼君，二元；杨炳仁君，二元；魏和鸣君，二元；王云章君，二元；俞惠林君，二元；吕介堂君，二元；方选青君，二元；方樵芩君，二元；郑汉章君，二元；秦珍荪君，二元；周霞生君，二元；忻子湘君，二元；洪益三君，二元；洪松耀君，二元；洪辛桥君，二元；陈子埙君，二元；倪倛如君，二元；唐式如君，二元；施耀卿君，二元；孙子云君，二元；周康侯君，二元；邬华棠君，二元；周克品君，二元；李锡综君，二元；李厥孙君，二元；缪意心君，一元七角；范张世芳女士，一元；孙宁甫君，一元；陈茂荣君，一元；奚大根君，一元；李阿祥君，一元；陈茂萃君，一元；方紫金楼，一元；李祥生师母，一元；三保嫂，一元；陈恩瑞君，一元；袁贵才君，一元；袁访赍君，一元；陈定甫君，一元；俞士英君，一元；杨兰芳君，一元；谢斐章君，一元；屠一章君，一元；陈松高师母，一元；方锦彰号，一元；王世恩君，一元；张静仪女士，一元；陈宝珍女士，一元；钱家姆，一元；李嗣恩君，一元；冯季图君，一元；周友梅君，一元；陈生林君，一元；黄次会君、周厚生君，一元；

沈景初君，一元；刘贞川君，一元；朱湘生君，一元；洪元初君，一元；陈又桥君，一元；路荫堂君，一元；谢志禧君，一元；王渔笙君，一元；孙虹笙君，一元；陈章鸿君，一元；陈俊述君，一元；张吉人君，一元；施秉璋君，一元；顾阿琛君，一元；邹福卿君，一元；华明公司，一元；林元珏君，一元；李士翘君，一元；王文治君，一元；葆山号，一元；乌子英君、洪立甫君，一元；陈子楚君，一元；张昶燮君，一元；马宽裕君，一元；小陈师母，一元；李台元君，一元；李阿仁师母，一元；戚开运君，一元；周克品母，一元；龚三宝君，一元；傅鸿母，一元；王绍昌母、王悦英女士，一元；宋师母，一元；应惠元君、陈光裕君，一元；袁鹿笙君，一元；余德卿君，一元；沈蕙英女士，一元；曹文林君，一元；仇孝章君，一元；李光耀君，一元；林阳生君，一元；胡咏骐君，一元；沈慈宗君，一元；王家祥君，一元；樊和甫君，一元；林阳生君、邹福卿君，一元；李振玉君、俞福藩君，一元；袁惠廷君，一元；林钱寿君，一元；王庆荣君，一元；林绍翰君，一元；朱贵记，一元；刘颐年君，一元；南门李师母，一元；王祥龄君，一元；张樾僧君，一元；蔡宏祥君，一元；杜明扬君，一元；梁黎青君，一元；杨德生君，一元；谢芳庭君，一元；汤各琪君，一元；潘蕙荪君，一元；李庆林君，一元；张锦堂君，一元；孙莘墅君，一元；姚吉甫君、袁鸣歧君，一元；方九霞楼，一元；张云亭君，一元；张和卿君，一元；协泰祥号，一元；李联辉君，一元；陈曾佑君，一元；董澹生君，一元；王铭钟君，一元；王方海君，一元；卫美雪君，一元；严其富君，一元；蔡良初君，一元；刘贵才君，一元；钱化元君，一元；胡振乔君，一元；胡振康君，一元；王裕庭君，一元；同泰行，一元；正源行，一元；陈宏哉君，一元；李耀辉君，一元；范炳初君，一元；洋关陈君，一元；毛民三君，一元；洪兰英君，一元；桐成海君，一元；王含之君，一元；徐竹卿君，一元；鲍来恩、鲍师母，一元；郑阿成君，一元；徐成炤君，一元；钟士友君，一元；王才福君、阿集嫂，一元；江忠宪君，一元；孙生来君，一元；许绍美君，一元；汪高荣君，一元；崔培德君，一元；施基承君，一元；励莲桥君，一元；李韵苕君，一元；沈纯和君，一元；江声君，一元；陈正棠君，一元；郑恩智君，一元；严友三君，一元；沈宝栅君，一元；徐惠甫母，一元；赵印月君、赵振德君，一元；吴志清君，一元；刘宸生君，一元；陈良浩君，一元；吴同文君，一元；李贻湘君，一元；翁仁生君，一元；吴庆麟君，一元；王立刚君，一元；郑天寿君，一元；大陈师母，一元；中陈师母，一元；袁师母，一元；徐玉文女士，五角；张琼英女士，五角；徐慧娟女士，五角；杨思伟女士，五角；应秀月女士，五角；毛定生君、竺志道君，十二角；虞照林、穆瑞香母，十二角；郑水泉、王文英女士，十二角；叶生财、徐金寿君，十二角；张师母、茂良嫂、胡振华，十二角；吴瑞兴、陈生宝君，八角；陈礼和、徐贵宝君，八角；戴信甫君、刘志坚君，八角；周业甫、陈斌全嫂，八角；李维鼎、王光显君，八角；方瑞生、赵财定君，八角；邬阿玉嫂、胡余汀，八角；西门董婆婆，六角；王小娘嫂、李启小、无名氏，六角；陈小三君，五角；Rev.L.C.Hylbert，10.00；Rev.John Palmer，5.00；Miss Mary Cressey，5.00；Miss Cressey's school，20.00；Miss Dora Zimmerman，20.00；Miss Ermma Irving，5.00；Miss Jane Lawrence，

4.00；Miss V. C. Hill，5.00。

【说 明】见载于《华美医院报告（第一期）》，中华民国九年，宁波市档案馆，编号：306-1-1。

寿诞筹应开支报册

一、支发，银十五元四角；

一、又小洋三百十五角，二十八元三角五分；

一、又元三百三十一枚，二元四角八分二厘；

一、挠高炉子，三十六元六角；

一、西点一百二十客，四十二元；

一、茶点香烟雪茄，五元二角三分；

一、邮票，七元一角四分；

一、印制品，邬志坚经手，十三元六角四分；

一、礼拜图章，一角八分；

一、印刷礼帖，宏久，三十一元五角；

一、四明报馆，张箴言君手，七十六元六角五分；

一、请客菜客饭，十一元八角四分；

一、洪君赴申川资，六元；

一、军乐巡士代席，二元七角二分；

一、抽丰，六角三分；

一、《时事报》鸣谢三天，四元；

一、花司务及帮忙三名，五元；

一、船资借还物件，四元二角五分；

一、客轿，三元；

一、簿纸知单信笺信封，四元；

一、裱祝词宣画堂，三元八角；

一、另外扎柏麻绳洋钉等，一元〇八分；

一、华英照相，二十六元二角；

一、红缎带八尺招待员用，五角一分二厘；

共计银三百三十二元二角零四厘。

【说 明】见载于《华美医院报告（第一期）》，中华民国九年，宁波市档案馆，编号：306-1-1。

兰院长纪念志盛

宁波北门华美医院院长兰雅谷先生于六月廿一日为其六十寿辰及来华三十载纪念，中西来宾至者甚众，得百数十人，政界如黄道尹、孙关监督、姜知事皆亲莅祝寿，可称一时之盛。其开会状况如下：首举张让三先生为临时主席，其演说云，余（张自称）与兰君三十年老友，当时余在道署授道宪公子华文，北门医院有白保罗先生授道宪公子之西文，白与余常叙一堂，甚为亲密，后兰君继白君任，与余亦甚相得。兰先生之学术、道德人人知之，无庸余赘，其爱惜甬人之心，近如去年之防疫事宜，已可想见。吾甬人得此医生实为无量幸福，谨祝兰先生万岁、华美医院万岁，来宾亦万岁。次章杏林先生述兰先生之历史甚详。次姜知事代道尹、关监督及本身致颂词。次袁履登先生演说云，人生在世，譬如入仕途，职位逾高者，责任愈重，寿命愈长者，受苦愈多，今日为兰先生六十寿辰纪念，亦即为兰先生六十载备尝艰苦之纪念也。余去年北上见美国煤油大王罗克斐君在京建设之协和医院，需费千万金，华美医院较之协和医院之费不过千分之二三，而华人受惠者何止千万，非有热心毅力者未克至此（中略），复述华美医院拟筹备爱克司光镜（即透骨电镜）之款，约需五千元左右，若以二十人分认，每人祗二百五十元，余亦愿担任筹募之一分子云。次方潜年先生演说，余由申特来庆祝兰先生两大纪念，兹得张让三、袁履登二先生同意提议购办爱克司光镜，据医生云，此镜为治疗病症之要品，现在慈溪已经设备，闻绍兴亦有之，惟甬江尚缺，华美医院倘能筹备，为吾郡病家造幸福，鄙人亦愿担任筹募，中外官绅及在席诸君皆热心公益，谅亦无不乐从也。次西人如斐迪校长雷汉伯及海和德先生皆有演说。末有兰雅谷先生答谢来宾，略为余三十年前离故土坎那大及最亲爱之父母到贵国传道行医，多蒙贵国人士协力赞襄，可知贵国人热心公益，不让外国，今日得此光荣，皆诸君不弃，有以致之，不胜感谢云云。再由张让三先生演说云，今日道尹、关监督、知事皆在席，并俱赞成筹备爱克司光镜募款，鄙人亦愿担任筹募。演说毕，用茶点，摄纪念影而散。

【说明】

（一）见载于《华美医院报告（第一期）》，中华民国九年，宁波市档案馆，编号：306-1-1。

（二）原载于《四明日报》，1920 年 6 月 22 日。

本院布道之成绩

（邬光道、方汉民）

　　本院不仅见人身之苦，欲设法以治之，更见人之灵魂不识赦罪之法，故以宣布救道为惟一之专责。每逢礼拜二、五日上午九时至十二时宣道于礼拜堂，使门诊病人挂号入座，静听救道。每日早晚在男女上下病房礼拜，使负病者得识基督之宗旨，以归向信赖。礼拜日上午十时、晚间六时半聚集男女病人于一堂，邀请院长、医生、学员轮流演讲。有时特请外来名人或用影灯布道，俾病人得有闻道机缘。每日并教以《圣经》一节，唱赞美诗或购阅通问报及各种阐道之书，使病人以之消遣，因而立志信道者，今岁得十一人云。

【说明】见载于《华美医院报告（第一期）》，中华民国九年，宁波市档案馆，编号：306-1-1。

本院布道之状况

立志慕道者，计男五十二名，女五十名，已进教者计五名。

试以病人中慕道者之最优者联举五名呈请台阅。

甲、徐聚福，鄞之东南乡徐东埭人也，轮舟中任职，于民国九年六、七月间住院诊病，不三月病势渐愈，喜信耶稣福音，曾买《圣经》，迨回里之后往圣道公会之教友家虔诚礼拜，本院传道士已往访之，伊亦有函寄来问候，观词气间知其感恩上帝，实有诚意云云。

乙、周鲍定，鄞江东栎木庙跟人也，年四十六岁，弹花为业，患足疾，八月间来院就医住局，一月疮随痊愈，返府后于每礼拜日至张斌桥基督徒会祈祷拜主，颇有热心，于十月间受浸入会，大有道德进步云云。

丙、施土生，鄞西白塔羊人也，箍桶为业，年三十九岁，患石淋，经医士割取，其重二两有余，不二月病愈回里，真有手舞足蹈之乐，而钦佩神医之妙手也。

丁、冯师母，住余姚丈亭祝家渡，年四十岁，腹内生瘤，经医士割取，一月即愈，爱慕基督教道，回府后随弃邪俗而往丈亭耶稣堂礼拜上帝，极为郑重，虽伊家距堂十五里之遥，且携其子偕往，苟非圣灵启道，曷克臻此。

戊、施师母，住镇邑柴桥霞浦，张年二十有八岁，腹患水涨，已经六年，待医士割后日见有效，甚慕福音，背《圣经》，念祷告，真心无懈，不久出院，逢礼拜日至堂听道读经，亦热心之一也。

【说明】见载于《华美医院报告（第一期）》，中华民国九年，宁波市档案馆，编号：306-1-1。

本院医士之添聘

（赵克文）

泰西医学日新月异，演而逾进。兰院长有鉴于此，对于新出之书无不研究，新出之药无不购备，而其诊治之用心、爱护之尽力尤非人所能及。院中如任莘耕、丁立成、戚伟良诸君，得其指授有所效法。兹复商承博医会新聘美国哈佛大学医科博士汤美士君来院襄助，先习华语，专赴北京协和医校，与诸博士考究使用爱克司光镜之法。并有本院毕业医士洪约翰君服务有年，现在协和大学专习眼科、外科，约计年初均可来院就职。闻美国煤油大王实业家罗克斐君亦颇赞成斯举云。

【说明】见载于《华美医院报告（第一期）》，中华民国九年，宁波市档案馆，编号：306-1-1。

1921 年

民国十年（1921）

邬善事众房长述昌等与西坞耶稣教真神堂立永远尽
卖基地契

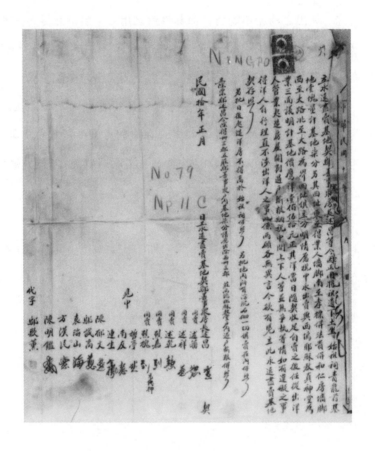

【释文】

立永远尽卖基地契

邬善事众房长述昌等今因正用，将祖遗下土坐始祖祠青龙首基地一块，量计基地七分另（零），其四址，东至得业人墙脚，南至孝标并法贵并和仁房墙脚，西至大路，北至大路为界，四址俱立分明，情愿挽中永出卖与西坞耶稣教真神堂为业。三面议明，计基地价鹰（英）洋一百五十元正，[一] 其洋当日随契收足。自卖之后，任从出洋人管业、起造房屋、开割、过户、输粮、纳税，中间上下人等并无争执等情。如有违碍之事，得洋人自行理直，不涉出洋人之事。此系两愿，各无异言，今欲有凭，立此永远尽卖基地契，存照行。

另批：

日后起造洋房不得高于始祖祠，并照行。

另批：

地内所有浮沉、石砌一切俱卖在内，并照行。

立除票：

邬述昌今除得卅三都五庄邬善事众户内基地七分，情愿出除与卅三都庄西坞耶稣教堂户内过户、输粮，并照行。

民国十年正月　　日立永远尽卖基地契：邬善事众房长述昌（押）契

同卖：　　　　　述蕃（押）

同卖：　　　　　述祥（押）

同卖：　　　　　述乾（押）

同卖：　　　　　烈嘉（押）兄

代押

同卖：　　　　　烈槐（押）兄

代押

见中：　　　　　哲亭（押）

南友（押）

连生（押）

陈郁文（押）

邬诚高（押）

袁海山（押）

方汉民（押）

陈明鉴（押）

代字：　　　　　邬歌薰（印）

【校记】

　　［一］"鹰"，据文义校作"英"。

【说明】

　　（一）此契见添注"NINGPO""No.79""Np.11C"。

（二）此契上方贴面值二分"中华民国印花税票"二枚，印花上疑加盖"奉化县移转税消印"一方。

（三）此契附民国十年《买契》，仅见末行所署年月"中华民国十年　月　日"，亦见左边已被截为半字之骑缝字号"□□五千□□□□号　完税□□□□"。

（四）此契及《买契》钤印三方，未识。一方钤于契文中价数处，另二方钤于此契与《买契》粘连处。

民国十年（1921）
邬述昌与西坞耶稣教真神堂立永远尽卖基地契

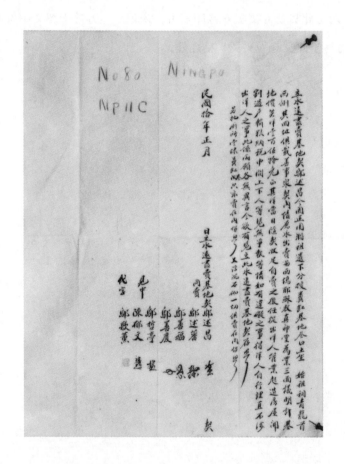

【释文】

立永远尽卖基地契

邬述昌今因正用，将祖遗下分授粪缸基地三口，土坐始祖祠青龙首西侧，其四址俱载善事众契内，情愿永出卖与西坞耶稣教真神堂为业。三面议明，计基地价英洋一百五十元正，其洋当日随契收足。自卖之后，任从出洋人管业、起造房屋、开割、过户、输粮、纳税。中间上下人等凭（并）无争执等情。[一]如有违碍之事，得洋人自行理直，不涉出洋人之事。此系两愿，各无异言，今欲有凭，立此永远尽卖基地契，存照行。

另批：

厕所一埭，粪缸三只，亦卖在内，并照行。

又，浮沉、石砌一切俱卖在内，并照行。

民国十年正月　日立永远尽卖基地契：邬述昌（押）契

同卖：邬述蕃（押）

邬善福（押）

邬善庆（押）

见中：邬哲亭（押）

陈郁文（押）

代字：邬歌薰（印）

【校记】

［一］"凭"，据文义校作"并"。

【说明】此契见添注"NINGPO""No.80""Np.11C"。

民国十年（1921）
陈芗生等与华美医院立永远绝卖地基契

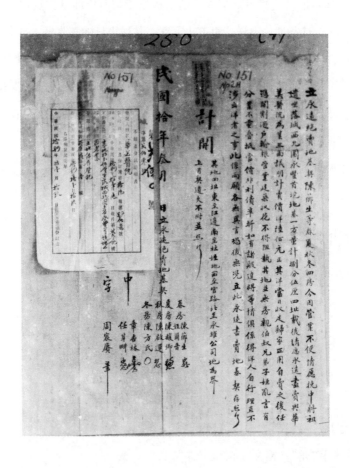

【释文】

立永远绝卖地基契

陈芗生等春夏秋冬四房，今因管业不便，情愿挽中将祖遗坐落城西九图永丰首境地基一方，量计八分五厘，四址载后，情愿永远尽卖与华美医院为业。三面议明，计卖价洋六百元正，其洋当日收足，归家正用。自卖之后，任凭开割、过户、输粮、管业、建筑、收花，不得阻执。其地并无房亲、伯叔、兄弟、子侄乱言有分（份），业不重叠，抵当价非利债准折。如有诸般违碍等情，俱系得洋人自行理直，不涉出洋者之事。此系两愿，各无异言，恐后无凭，立此永远尽卖地基契，存照行。

计开：其地四址，东至江边，南至林姓地，西至官路，北至永耀公司地为界。上首契遗失不附，并照行。

民国十年三月　日立永远绝卖地基契：春房：陈芗生（押）

　　　　　　　　　　　　　　　　　侄：尔音

　　　　　　　　　　　夏房：陈馥卿（押）

　　　　　　　　　　　秋房：陈启运（押）

　　　　　　　　　　　冬房：陈方氏（押）

　　　　　　见中：[一]章杏林（押）

　　　　　　　　　　　任莘畊（押）

　　　　　　代字：[二]周宸赓 笔

【校记】

［一］"见"，疑因此契附《不动产登记证明书》覆盖而未见，据上下文义补。

［二］"代"，疑因此契附《不动产登记证明书》覆盖而未见，据上下文义补。

【说明】

（一）此契见添注"NINGPO""No.151""Np.2H"。

（二）此契加盖民国十四年鄞县地方审判厅登记处印，印文如下：

鄞县地方审判厅登记处
登记簿第 16 册第 19 页第 457 号
中华民国十四年十一月六日收件第 235 号

（三）此契附民国十四年《不动产登记证明书》，见右边已被截为半字之骑缝字号"第二五〇号"。上述证明书其文如下：

城字第二五〇号

不动产登记证明书	
登记人姓名	华美医院
登记号数	不动产登记簿第 16 册第 457 号
收件年月日及号数	中华民国十四年十一月六日收件第 235 号
不动产之标示	基地八分五厘，坐落城西九图，土名永丰首境地方

续表

不动产登记证明书	
登记原因及其年月日	因老业
登记标的	土地保存登记
权利先后栏数	所有权部第一栏
登记年月日	中华民国十四年十一月十九日
右证明登记完毕 中华民国十四年十一月十九日鄞县地方审判厅登记处	

注意：如将此项证明书抵押或移转他人者应即作为废纸。

（四）《不动产登记证明书》钤印一方，印文甚模糊，据同时期同类《不动产登记证明书》，疑此为"鄞县地方审判厅印"。

秦珍荪先生玉照并赞

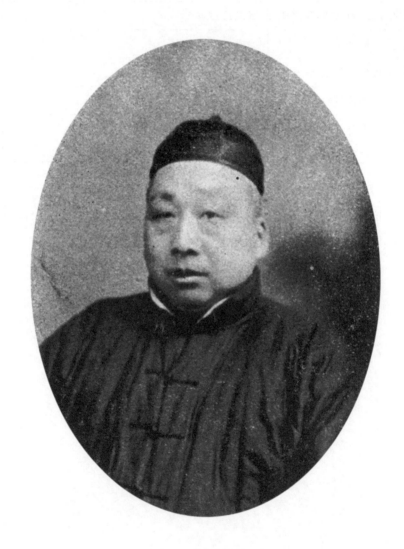

秦珍荪先生，鄞县人，富而好施。民国九年水灾，先生出钜资办平粜，全活甚多。客岁先生之孙康强君患瘰疬就本院割治，即愈，爰助银五百元，俾充本院经费，并赠匾额一方。敬留玉照，永远纪念。

【说 明】见载于《华美医院报告（第二期）》，中华民国十年，宁波市档案馆，编号：306-1-2。

本院预备之新建筑

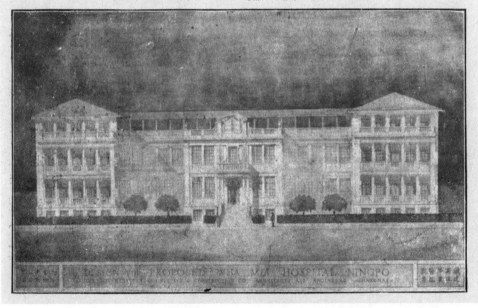

【说明】

（一）见载于《华美医院报告（第二期）》，中华民国十年，宁波市档案馆，编号：306-1-2。

（二）此照片下方题"建设宁波华美医院图案""DESIGN OF PROPOSED WHA MEI HOSPITAL, NINGPO"，另有上述图案设计公司中英文名称，然甚模糊，未识。

本院全体职员摄影（1921）

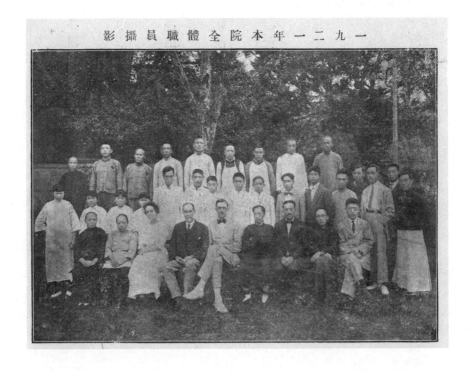

【说 明】见载于《华美医院报告（第二期）》，中华民国十年，宁波市档案馆，编号：306-1-2。

本院临江之摄影

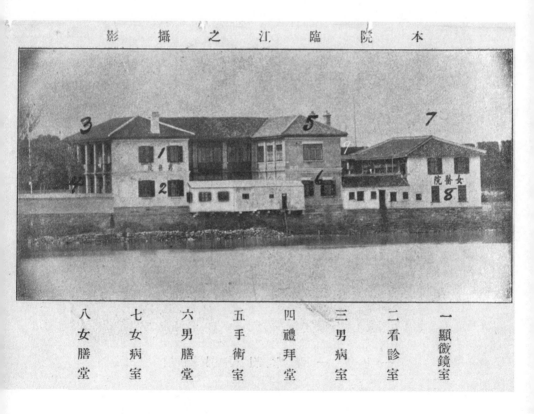

本院臨江之攝影

八　女膳堂

七　女病室

六　男膳堂

五　手術室

四　禮拜堂

三　男病室

二　看診室

一　顯微鏡室

【说明】

（一）见载于《华美医院报告（第二期）》，中华民国十年，宁波市档案馆，编号：306-1-2。

（二）此照片下方备注"一、显微镜室；二、看诊室；三、男病室；四、礼拜堂；五、手术室；六、男膳堂；七、女病室；八、女膳堂"。

本院诊室摄影

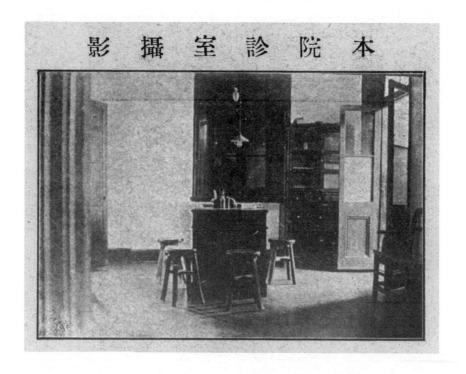

【说明】见载于《华美医院报告（第二期）》，中华民国十年，宁波市
档案馆，编号：306-1-2。

本院正面摄影（1921）

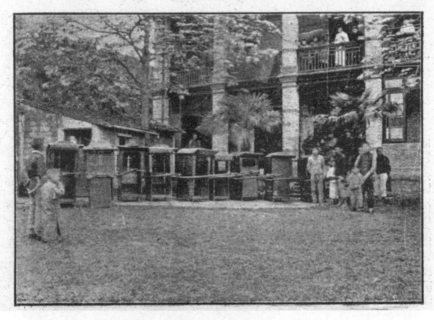

【说明】见载于《华美医院报告（第二期）》，中华民国十年，宁波市

档案馆，编号：306-1-2。

本院傍城摄影（一）

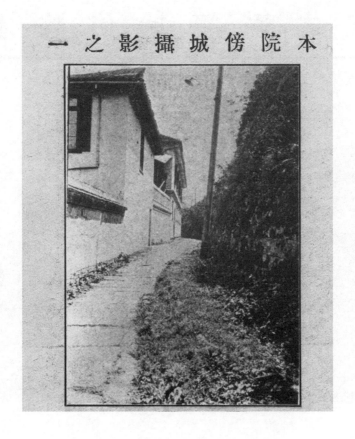

【**说明**】见载于《华美医院报告（第二期）》，中华民国十年，宁波市档案馆，编号：306-1-2。

本院傍城摄影（二）

二之影攝城傍院本

【**说 明**】见载于《华美医院报告（第二期）》，中华民国十年，宁波市档案馆，编号：306-1-2。

病人痊愈离院摄影（一）

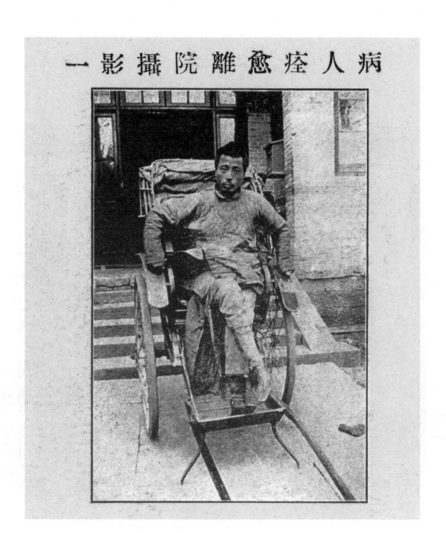

【说明】见载于《华美医院报告（第二期）》，中华民国十年，宁波市
档案馆，编号：306-1-2。

病人痊愈离院摄影（二）

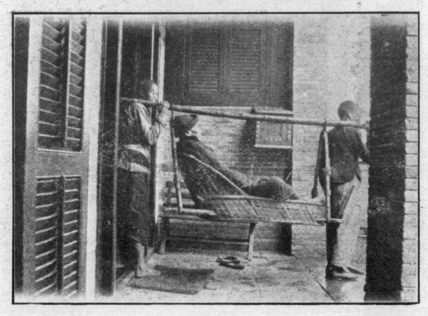

【说明】见载于《华美医院报告（第二期）》，中华民国十年，宁波市档案馆，编号：306-1-2。

病人痊愈离院摄影（三）

【**说 明**】见载于《华美医院报告（第二期）》，中华民国十年，宁波市
档案馆，编号：306-1-2。

手术室剖割乳疽之摄影

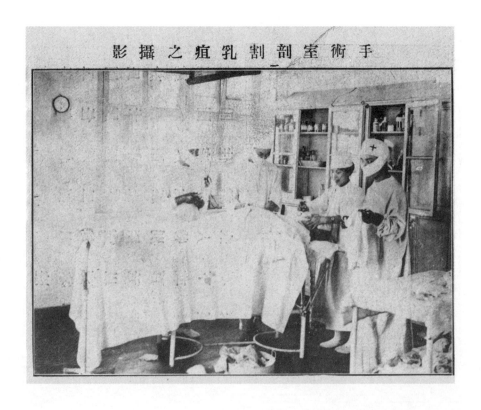

影 摄 之 疽 乳 割 剖 室 術 手

【说 明】见载于《华美医院报告（第二期）》，中华民国十年，宁波市

档案馆，编号：306-1-2。

任医士住宅之摄影

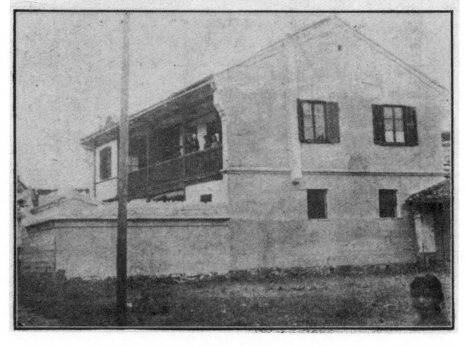

【说明】

（一）见载于《华美医院报告（第二期）》，中华民国十年，宁波市档案馆，编号：306-1-2。

（二）此照片下方题注："屋建于民国二年，计分四间，为医士周、任二君之住宅。越四年，周君他就，任君将此屋上下二间作为病人特别四室，每月所入不下二百元，以充本院年来经费。"

序

华美医院院长兰雅谷君莅甬任事之三十年，始兼用华文报告册，详述医院缘起，而会稽道尹黄公为之题签，阅者善之，谓兰君用心之周密，办事之实在，非常人所能及也。今爱克司光镜已将装置完备，复得汤默思博士为之襄助，而美国煤油大实业家罗克斐君亦颇赞成斯举。盖兰君道德纯粹，讲求医学，日新又新，老而不倦。每有时疫发现，则首先告知当道及绅商各界，先事预防设立临时医院，公推君主其事。君未明而起，到院察视，遇患病者，尽心救治，对于同人，和蔼可亲，甚或夜深始归，忘其劳倦。即如小孙慧令，年十二岁，患疫极险，蒙许驻院医治，半夜而回生，七日而复元，且为祷告上帝，合在院诸医士而谋之，真基督教所谓爱人如己者也。兰君因医院地狭室少，拟购地建院，求助于黄道尹暨吾乡诸善长，当必有起而应者。古人云：有志者，事竟成。余虽老，日望之矣。因第二期报告册成，为序简端，以告当世君子。

中华民国十一年九月

甬上张美翊蹇叟

【说明】见载于《华美医院报告（第二期）》，中华民国十年，宁波市档案馆，编号：306-1-2。

产妇须知

一、胎前注意

生产乃妇女寻常之事，然苟不有合宜之注意，则亦可生危险，故妇女一经怀孕，即当请医生诊视，平凡毋庸多事，然或有异样之征兆，医生治之较易为力，如欲请一看护妇，亦当先与医生接洽，以期联络一气，消息灵便。

二、临产注意

临产能在医院为最佳，因较家内简便而稳妥，如就近无医院或产科医生，万不得已而用稳婆，宜令其洗净手指，并备一件洗净之长单衣使其穿着，房间亦当洒扫使无尘埃。凡与孕妇或婴儿接触之物件，如草纸及扎脐带之线等，必先消毒，否则易患痉症，即抽搐肢体、牙关紧闭、角弓反张等症（俗名急症风或慢症风）。清洁为孕妇、婴儿幸福之必要，倘能在此短时期注意此事，可减少日后无穷之忧虑与费用。消毒之法以蒸汽为最妙，以大饭锅内置一碗架，碗架上置一大盆，将消毒物件即置盆内，锅中之水齐及碗架，然后将锅盖盖好煮之，俟水沸后再煮一点之久，取出后在日光中晒干，勿使尘埃染着，晒干后小心收藏，用时取出。

三、产后注意

产后初期为产妇乳质发生之时，亦为子宫还原之时，然自己乳儿之产妇，其子宫还原时较速于不自乳儿者。普通产妇子宫还原时期在六星期与八星期之间，产妇虽自觉强健，未至完全复原之时，也需每日有静养休息之时。若产后即事游戏或工作，则子宫之复原常因此停顿或且永远不能复原，故不可不慎也。大抵产妇十日后能起坐，二星期后可在房内行走，一个月后可在宅内行动，如两个月内月经复来，则当卧而修养，或请医生诊治。

【说明】见载于《华美医院报告（第二期）》，中华民国十年，宁波市档案馆，编号：306-1-2。

本院职员表（1921）

职任	姓氏
院长兼内科主任	兰雅谷君（英国）
外科主任兼爱克司光镜	汤默思君（美国）
副院长、外科医士	任华钝君莘耕
眼科主任	洪约翰君家翰
内科医士兼显微镜主任	丁立成君
医士	马麟书君友芳
西看护长	施美士女士（美国）
西看护长	文爱美女士（美国）
传道	邬光道君
传道	周祥绶君
司库	郝培德君（美国）
司账	赵克文君
医学生	刘贤良君
男看护士	郑羲炳君（手术间主任）、张和卿君、潘定宝君、乐斌文君、郁云庆君、赵绥福君
女传道	李祥生师母、龚三宝师母（本院女病房管事）

续表

职任	姓氏
女看护长	方志扬女士
女看护士	徐慧娟女士、杨思伟女士、程德英女士、毛美英女士、应秀月女士、徐明济女士
董事	戚启运牧师、章杏林先生、周宁甫医士、本院全体医士

【说 明】见载于《华美医院报告（第二期）》，中华民国十年，宁波市档案馆，编号：306-1-2。

本院关于治疗事项统计表（1921）

住院病人总数：男；　　女；　　　婴孩

663 人；419 人；102 人

共计：1184 人

门诊总数：男；　　　女

初诊：2050 人；1489 人

覆诊：4341 人；1658 人

共计：9538 人

出诊总数：共计：322 次

【说明】见载于《华美医院报告（第二期）》，中华民国十年，宁波市档案馆，编号：306-1-2。

华西善士助款报册（1921）

华善士助款报册

方稼苏君（常年），助银一百元；胡象美君（常年），助银五十元；李立房（常年），助银五十元；方丛桂轩（常年），助银五十元；吴荫庭师母（常年），助银五十元；和丰纱厂（常年），助银三十元；永耀电灯公司（常年），助银三十元；宁波电话公司（常年），助银三十元；捷美糖行（常年），助银二十元；费冕卿君（常年），助银二十元；张元宰君（常年），助银十二元；张善述君（常年），助银十二元；洪益珊君（常年），助银十元；洪莘桥君（常年），助银十元；朱旭昌君（常年），助银十元；顾元琛君（常年），助银五元；晋大蛋行（常年），助银五元；秦珍苏君，助银二百五十元（另有二百五十元捐入爱克司光内）；叶太太，助银五十元；李钦辉君，助银五十元；王少云君，助银三十元；张君（铁路），助银二十五元；董世祥君，助银二十元；董祥篈君，助银二十元；朱阿甫君，助银二十元；陈庆瑞君，助银二十元；张朗斋君，助银二十元；慕义妇女学校，助银二十元；无名氏，助银三十元；乐善轩，助银二十元；陈鹤亭君，助银十元；永茂厂，助银十元；瑞大厂，助银十元。

以上五名计银八十元邵荇泉君经募。

张让三君，助银二十元；金师母，助银二十元；陈渭经师母，银助十元；李成耀君，助银十元；张仁茂君，助银五元；陈祖顺太太，助银五元；董师母，助银五元；邬一如女士，助银四元；周茂寿君，助银一元；施松杨君，助银一元。

共计银一千一百八十元。

西善士助款报册

兰雅谷君（常年），助银十五元；太古洋行（常年），助银五十元；美孚洋行（常年），助银五十元；亚细亚洋行（常年），助银五十元；永兴洋行（常年），助银廿五元；葛利君，助银十五元；袁喇棣君，助银五元；蒲克礼施君（与华友），合助二十三元五角；楷姆氏君（美孚），助银二十五元；护达君，助银二十五元；费子梦君（美孚），助银五十元；应适宜君，助银五元；耕白君，助银五元；彼得逊君，助银二元；费纳司君，助银五元；还尔司君，助银五元；斐虔敏君，助银五元；葛女士，助银五元；施彼威师母，助银三元；孙达罗君，助银五元；李佳思君，助银五元；郝彼得牧师，助银五元；狄女士，助银五元；司徒君，助银二元；高士君，助银三元；晏达兰君，助银三元；雷克师君，助银二元；励勉进君，助银十元；弼师母，助银五元；梅立德师母，助银五元；护拉敦，助金洋廿五元；毕克汉师母，助金洋三十三元三角三分；伊文司敦与益力脑司童子社，助金洋二百五十八元。

共计银七百九十二元五角。

两共计银一千九百七十二元五角。

【说 明】

（一）见载于《华美医院报告（第二期）》，中华民国十年，宁波市档案馆，编号：306-1-2。

（二）原有二分项题名"华善士助款报册""西善士助款报册"，据其内容，尤其是末句"两共计银一千九百七十二元五角"云云，可知二者实为一整体也，故将其合二为一。又据下述《本院收支总报册（1921）》所载此年度"中西善士助款，银一千九百七十二元五角"，可知此银数与上述华、西善士助款总数一致，故上述助款年份应系于1921 年，因而现题作《华西善士助款报册（1921）》。

本院收支总报册（1921）

收入：

中西善士助款，银一千九百七十二元五角；

住院病人饭金，银四千三百三十元〇七角八分；

住院病人房金，银二千六百三十二元三角七分；

挂号金，银五百二十四元四角九分；

拔号金（特别），银一千二百二十八元；

出诊费，银一千三百二十五元四角五分；

蒙药费，银三百三十五元一角五分；

售药费，银三千五百二十七元六角四分；

恩床利息，银三百二十六元〇二分；

注射六〇六（九一四）针，银一千六百八十六七角六分；

男女学校诊药费，银六十元；

房租，银二十八元五角；

爱克司光镜捐款，银八千九百五十四元〇三分；

上年存，银三百五十七元一角八分；

共计收入银二万七千二百八十八元八角七分。

支出：

火食，银四千二百三十二元九角六分；

俸金，银三千四百八十五元四角九分；

药料器具，银五千二百七十九元七角；

用具家伙，银三百〇九元三角三分；

修理，银六百十八元八角四分；

房租，银九十四元五角；

邮费纸笔，银四十五元六角四分；

书籍文具，银六十二元三角五分；

油电柴火，银六百六十五元三角；

印刷广告，银一百七十二元五角五分；

洗衣费，银一百五十一元六角六分；

旅行运输关税，银三百七十四元三角二分；

电话，银七十二元七角五分；

恩床与送礼，银三百五十五元二角三分；

购地等，银七百六十三元五角；

爱克司光镜并杂费，银六千八百〇六元八角六分；

共计支出银二万三千四百九十元〇九角八分。

除收付过净丈银三千七百九十七元八角九分。

【说明】见载于《华美医院报告（第二期）》，中华民国十年，宁波市档案馆，编号：306-1-2。

本院布道成绩之略述

（邬光道、周祥绥）

近年以来，本院医务更形发达，而布道成绩亦日见进步，不但星期二、五就医者众，即平日亦有四五十号之多。凡病人到院就治者，先令其在礼拜堂稍事休息，由本院宣教师宣讲福音，使患恙者神志清醒，既得肉体之益，更护灵魂之福。住院病之人亦由教牧师每日教以《圣经》及赞美诗，使病人忘肉体之痛苦，得福音之乐趣。是以慕道男女约有八十余人，其中进教者二人，慕道最优者七人。

一、陈会元，鄞县东南乡夹村镇人，年三十岁，小贩为业。因患足疾两次来院就医，病愈出院，由传道士亲往该处访问，知其信道诚笃，每逢主日常在就近教堂礼拜。今由圣道公会顾保绥教师云及陈君已经领洗。

二、刘谒会，镇海昆亭人，锯匠为业，四年前曾在本院就医，每逢早晚礼拜侧耳静听。两月后病愈返家，每逢星期在西门真神堂礼拜，于今庚在浸会领浸为基督徒矣。

三、郭筱发，奉化蒋家浦后郭人，在宁郡为泥匠，因患足疾，住院月余，早晚听道非常用心，出院后常在石柱桥仁恩堂礼拜，其信道之诚实已可概见。

四、童生阳，年四十五岁，住鄞南段塘镇吴王地方，在宁城为篾竹司，因腹患水涨，各处求治均未见效，于四月间至本诊院治，两月后病已见瘥，志愿弃邪归正，将家中所有迷信物件尽付丙丁，已有为基督徒之诚心，讵料旧疾加重，竟致不起，惜哉。

五、王鹤卿，鄞县陶公山人，在江东同益米栈为业，因患头疯来院医治，一月有余，每日听讲福音，颇为留心，具有信道之诚意。病愈出院，当入青年会为会员，以资研究《圣经》。

六、王兴泰，奉邑徐家渡人，身患石淋来院就医，经本院医生剖割，时仅两月病竟霍然。其剖出石淋形如鸡蛋，坚若钢铁，重约二两有另，现存院中以备观览。惟王君自病愈后，道心甚诚，每日赞扬上帝之恩莫大焉。

七、卢师母，年三十岁，住江北岸，守寡数年，茹素妄佛，因其子有病至本院医治，受圣灵之感化，始悔昔日崇拜偶像之非，并素食之害，志愿信道开荤，絜领亲妹偕至教堂礼拜，有希望为基督徒之心。

八、徐师母，镇海石家塘人，年四十一岁，其夫已逝，因患疯痛已有八载，至本院医治约一月后病已稍瘥。前曾茹素，后受《圣经》之感化，始悔吃素拜佛之非计，即日开荤。当买去《圣经》一本，日事诵读，返家后时至大碶头教堂听讲，然身患疯病不能行动，曾雇人抬去，可见其爱慕基督之诚处。

九、张师母，鄞县南门桂芳桥人，年四十一岁，因腹内生疮来院剖治，一月后，病即痊愈，在院听道非常当心，出院后亦时常至礼拜堂听讲福音，有希望为基督徒之存心。

【说明】见载于《华美医院报告（第二期）》，中华民国十年，宁波市档案馆，编号：306-1-2。

募集恩施床诸公姓名报册

　　李延武君，助永远恩床一张（自民国十年起）；白保罗医士，助永远恩床一张（自民国元年起）；兰雅谷君家族，助永远恩床二张（自民国元年起）；美国励女士家族，助永远恩床一张（自民国四年起）；吴荫庭师母，助永远恩床一张（自民国十一年起）；方式如师母，助恩床一张（自民国三年起）；方丛桂轩，助恩床一张（自民国二年起）；胡象美君，助恩床一张（自民国八年起）；邬挺生师母、毛老太太、陈文鉴师母，合助恩床银每年七十二元（自民国十年起，中国银行公债券）。

【说 明】见载于《华美医院报告（第二期）》，中华民国十年，宁波市档案馆，编号：306-1-2。

弃邪归真诗
（宁波华美医院布道团郇光道撰）

　　偶像都是人所造，祸祟临到难依靠。毫无灵心等知觉，拜其之人空劳碌。何弗来拜真活神，相信耶稣赦罪名。你若真心肯悔改，必得永福免祸灾。耶稣爱你恩顶深，情愿从天下凡尘。广行神迹传天道，又有十字架功劳。以前我懵懂错误，多年从邪教迷路。如今可比东方白，相信耶稣心快活。

　　盖上帝以独生之子赐世，俾信之者免沉沦而得永生，其爱世如此。

　　录《约翰福音书》三章十六节

【说 明】见载于《华美医院报告（第二期）》，中华民国十年，宁波市档案馆，编号：306-1-2。

华洋义振会开会纪

会稽道尹公署，昨日下午开华洋义振会，到者中西来宾三十余人。举定会长二人，一中一西。中会长黄道尹，西会长甘税务司。董事中六人，屠鸿规，费冕卿，陈南琴，余润泉，严康懋，胡咏骐。西人四人，巴先生，梅立德，郝培德，赵主教。书记则定中书记二人，一由董事内选出，陈南琴被选为书记；一由黄道尹委署内科员任之。西书记则梅立德被选。并议定名称，为华洋义振会。因上海将于十六日开华洋义振会，故甬地先事成立，以备派代表加入。加入以后，即以甬地之会为上海分会。昨日当派定代表中西各一人，中胡咏骐，西郝培德。胡代表拟定今日下午赴沪，郝代表则稍迟赴沪。至会中通信地址，暂假道尹公署。会中职员，则对于振款，有募集保存之责；而对于工程，则有监督之责。

【说明】上述报道刊载于《申报》1921 年 11 月 14 日。

北门真神堂记录簿关于兰雅谷之记述

　　1921 年十二月三日下午二时半预备礼拜……兰医士祈祷，[一] 书记谈记录，楼先生代任先生报告账目，均通过……后有樊尺举兰先生本年会……[二]

【考释】

　　[一] "兰医士"，兰雅谷。
　　[二] "兰先生"，兰雅谷。

【说 明】见载于《北门真神堂记录簿》，1921 年，宁波市档案馆，编号：30-1-55。